JN059469

体内の「水」の流れがいのちと健康を支える

瘀血《おけつ》をとって若返る！

石井正光
Ishii Masamitsu
医学博士・大阪市立大学名誉教授

さくら舎

はじめに

身体の中で起こっている危機

私たちの身体の中には「水」が流れています。そんなことをいうと、「そんなバカな!」と反論される方も多いでしょう。しかし、考えてみてください。人間の身体の60〜80%は「水」でできており、血液の約55%は「水」なのです。そして、「水」は私たちの生命を支える根幹にあります。

古代ギリシアの哲学者タレスは、「万物の根源は水である」という名言を残しています。地球は「水の惑星」といわれ、水が雨となって地上に降って川を流れて海に注《そそ》ぐ循環があるからこそ、人類は地球の上で生命を育《はぐく》むことができました。私たちの身体の中も同じような水の循環があり、それが命と健康を支えているのです。

身体の中を「水」がスムーズに流れること、それを守ることの大切さを知っていただきたいと考え、この本を執筆しました。

さて、私の皮膚科クリニックには毎日、アトピーに苦しむ赤ちゃん・幼児から、ニキビや肌荒れに悩む若い人たち、さらにシミ・シワや乾燥肌などで困っているご高齢の方まで、たくさんの患者さんが来院されています。

「肌は内臓の鏡」といわれていますが、このように皮膚疾患《しっかん》の患者さんが多いのは、現代人の体内の環境が悪化しているためといえるでしょう。その悪い体内環境とは、東洋医学で「瘀血《おけつ》」と呼ばれる状態にあてはまります。瘀血は俗に「血の流れが悪くなること」とされていますが、私はその本当の正体をつかむことができました。

2013年まで約40年間、私は大学病院の皮膚科に勤務していました。大学病院というところは、一般開業医のクリニックなどを受診したけれどなかなか病状が改善、治癒《ちゆ》しにくい疾患を抱えた患者さんが「最後の頼みの綱」と考えて来院されることが多いわけです。

とりわけ皮膚は、外から見える部位です。皮膚病は赤く腫《は》れ上がったり、カサカサしたり、ブツブツができたりし、それを他人からジロジロ見られたりするなど、患者さんはたいへんな苦痛を受けておられることが少なくありません。私たち医療者は「患者さんの期待に絶対に応えなければならない」との思いで、悪戦苦闘しながら難しい皮膚疾患を数多く治《なお》してきました。

私が医師になって間もない頃、「乾癬《かんせん》」という皮膚の難病で半年以上にわたって入院している若い女性の患者さんがおられました。手足の患部が真っ赤に腫れ上がり、強い痛みとかゆみに悩まされ、改善の兆《きざ》しさえ見えません。

私がほとほと困り果てていたとき、漢方薬を用いて難しい皮膚病も治している山本巌先《やまもといわお》生という方と出会うことができました。そして、この山本先生から**「難病の背景には必ず瘀血というものがある」**と教わりました。

はじめて「瘀血」という言葉を聞いた私は、山本先生から瘀血に対する治療法を教わり、それを実践した結果、このやっかいな乾癬を完治させることができたのです。その後はこうした瘀血の治療を導入しながらいろいろな難治の皮膚疾患の治療に取り組み、数々の成果を得ることになりました。

ここで私が申し上げたいことは、この瘀血の正体についてです。瘀血が「血の流れが悪くなること」というと、ただちに「血液の問題」と思われるでしょう。しかし、私は血液だけでなく、体内の「水」の流れでもあるという面に注目しました。

身体の60～80％を占める「水」は血液やリンパ液として、さらに細胞と細胞の間の間質《かんしつ》組織液という体液として、体内をサラサラ流れ続けています。この「水」の流れがあるからこそ、血液が順調に流れて、栄養や酸素を身体のすみずみの細胞まで届け、同時に老廃物を回収して体内の汚染を食い止めることができているのです。

私はこの**「水」の流れが滞《とどこお》ったり汚れてしまうことこそ、瘀血の本質**と気づきました。

瘀血は、皮膚疾患ばかりでなく、糖尿病、高血圧、動脈硬化、心臓病、さらに発がんやがんの転移に至るまで身体全体の問題と深く結びついています。

昨今の健康問題を独占している新型コロナウイルス感染症は、「基礎疾患」を持つ感染者が増悪しやすいといわれますが、これらの「基礎疾患」はすべて瘀血由来のものということができるでしょう。ですから、瘀血＝「水」の流れの不調は感染症とも結びつくものなのです。

本書では「水」の順調な流れを取り戻すための瘀血対策を紹介させていただきます。みなさまの健康な肌をつくり出すばかりでなく、全身の健康の向上と若返り、長寿に結びつく提案となるはずです。

石井《いしい》正光《まさみつ》

はじめに──身体の中で起こっている危機……1

第1章 体内の「水」の流れに注目！

ほとほと困っていた難治の皮膚疾患……14
驚いた漢方大家の処方……16
東洋医学ならではの教え……17
組織液という「水」がある！……19
慢性皮膚疾患と肩こりの関係……21

第2章 血管・血液の健康度

「ゴースト血管」現象……26
「血管病」を引き起こさないために……28

「動脈硬化」を防ぐ対策……31
毛細血管こそ「水」の出入りの要……33
微小血管系の重要度……38
止めてはいけない組織液の流れ……40
「水」を流すことで免疫力がアップ……41
「水」が滞れば病気の下地がつくられる……46
なぜ細胞が誤作動するのか……47

第3章 悪化する体内環境の整え方

人間社会の激変が引き起こしていること……52
カタカナメニューが席巻する中で……55
肥満だけで十分「瘀血リスク」……57
食べすぎが免疫システムを狂わせる……59
糖質が恐ろしい「糖化」を招く……60
「血糖値スパイク」という危険信号……62

運動不足は「命を縮める行為」……65
ストレスがもたらす自律神経の危機……68
「血圧が上がりやすい」性格の人へ……70
それでも喫煙しますか?……72
酒は「薬」より「毒」になりやすい……74
あなどれない「冷え」……76
睡眠不足が毛細血管にダメージ……78
環境汚染が悪化させる体内汚染……79

第4章 皮膚が悲鳴をあげている!

「水」の汚れで大事な「メッセージ物質」が届かない!……84
「皮膚は内臓の鏡」……86
肌のターンオーバーを妨げるもの……88
シワ・たるみ問題の真相……91
メラニン処理が追いつかなくてシミに……93

乾燥肌に悩むとき……………95
大人のニキビは身体のSOS……………97
アトピー性皮膚炎などアレルギー体質の人へ……………99
薄毛や脱毛への処方……………102
しもやけ・あかぎれができやすい体質……………106
「赤ら顔」の治し方……………108
鮫肌にグリーンスムージー……………111
「冷え症」は病気か？……………113
「痛み」をとるには……………116
むくみは水処理不調の警告……………118
オートファジーが働く身体に……………121

第5章 瘀血治療には漢方薬が効く！

「気」「血」「水」とは……………124
五臓六腑と「血」の関わり……………127

瘀血シグナルを見抜いて病気を予防……129
「駆瘀血剤」のすすめ……132
「異病同治」の投薬……135
桂枝茯苓丸と当帰芍薬散は代表的駆瘀血剤……138
体力のない人には補中益気湯を併用……141
アトピーやニキビは駆瘀血剤＋清熱剤で対応……143
女性疾患によく使う3剤……146

第6章 健康に若返る生活術

「ご飯は太る」「パンはヘルシー」は大間違い……152
「腹七分目」に老化防止効果……154
背中の青い魚が血液をサラサラにする……156
野菜が持つ病気予防作用……158
果物が体内環境を守る……160
食事メニューの提案だけで難治アトピーが解消……162

サプリでミネラルを上手に摂取……………165
適度の水分補給が「水」の循環には不可欠……………167
血管は筋肉を動かせば若返る……………170
有酸素運動と筋トレを組み合わせて血行改善……………172
マッサージは「血」と「水」の力を目覚めさせる……………176
笑顔にはフェイスマッサージと同じ効果がある……………179
湯船に浸かることで得られる入浴効果……………181
深い呼吸のすすめ……………184
睡眠をないがしろにしない！……………188

瘀血《おけつ》をとって若返る!

——体内の「水」の流れがいのちと健康を支える

第1章

体内の「水」の流れに注目！

ほとほと困っていた難治の皮膚疾患

今から40年ほど前、私が皮膚科の医師になって間もない頃のことです。その頃は、アトピー性皮膚炎などの慢性皮膚疾患《しっかん》に炎症を抑える働きをするステロイド軟膏《なんこう》がよく使われるようになっていました。私もその効き目を目の当たりにすることが多く、「ステロイドは万能だ！」というふうに感じたこともあったのは事実です。

そんな中で、「はじめに」でも書きましたが、私は乾癬《かんせん》という病気で入院しておられる当時20代後半の女性の患者さんを担当します。病状がなかなか改善せず、ほとほと困っていました。

乾癬は皮膚の新陳代謝《しんちんたいしゃ》が通常の10倍も早く進んで、慢性的な炎症が続くという病気です。患者さんは患部が真っ赤に腫《は》れ上がり、表皮がフケのようにはがれ落ち、激しいかゆみと痛みに苦しみ続けます。

乾癬はこのようにとても皮膚症状が目立つうえ、「かんせん」という病名の読み方から、「感染する病気」と思いこまれていることがよくあります。乾癬の患者さんは、温泉や銭湯での入浴を断られたとか、「近寄らないでくれ」などといわれてとてもつらい思いをした経験を持つ人が少なくありません。

「こんな自分が憎い」という自己否定や「生きていける場所がない」という自信喪失からうつ病などの精神疾患を併発したり、引きこもりになってしまう人もいます。

もちろん乾癬は感染症ではありませんが、まだ原因ははっきりしていません。そのため最新の医学でも治療法は確立していないのです。患者さんを前にして「これは一生治《なお》らない病気です」と投げ出してしまう医師さえいるようです。絶望して治療を諦《あきら》める患者さんも少なくありません。

最近では「生物学的製剤」と呼ばれる種類の乾癬治療の新薬ができて、これをうまく使うことで症状を軽くしたり、完治する例も出てきました。ただし、まだまだ乾癬のすべてがこれで解決できるわけではなく、治るのはむしろ少数です。

一方、近年の研究で、乾癬が心筋梗塞《しんきんこうそく》という全然関係なさそうな循環器の病気のリスクを引き上げることがわかってきました。また、肥満、糖尿病、脂質異常症、高血圧、痛風などの病気とも関係があるとされるようになっています。すなわち、皮膚疾患は全身の健康問題とつながっていると考えられるわけです。まさに「肌は内臓の鏡」です。

さて、40年前の乾癬の患者さんに対して、私は患部にステロイド軟膏を塗って包帯でグルグル巻きにするという治療をおこなっていました。これによって一時的に症状が治《おさ》まることはありましたが、ちょっと薬をやめたりすると途端に再発し、もっと患部が広がったりします。患者さんは、「このままじゃ、私の人生はもうおしまい」と口にするなど、とても落ちこんでおられ、そばで見るのもつらいという状態でした。

驚いた漢方大家の処方

「やっかいな症状の患者さんがいて困ってる。なんかいい方法がないもんやろか？」

私は医学知識のない家族にまでこんなことを漏らす始末でした。すると姉からこんな情報をもらったのです。

「大阪の京橋に、漢方薬を使って難しい皮膚病も治している山本巖という先生がおられるそうや。いっぺん相談してみたら？」

現代医学を専門にしていた私ですが、藁《わら》にもすがる思いです。早速、その患者さんと一緒に山本先生のクリニックをお訪ねしました。

患部を診《み》ながら、山本先生はお話しになりました。

「ああ、これは難病中の難病やな。それでも治しようはある。まあ、あなたみたいに漢方の素人にいうてもすぐにはわからんやろうけど、難病の背景には必ず瘀血というものがあると考えなさい。瘀血の治療をすれば治せますよ」

そして山本先生は、この瘀血の状態を治すために、「動物の肉を食べてはいけない」という食事法に加えて、「温清飲加減《うんせいいんかげん》」という漢方薬を飲み続けるといいと教えてくださいました。

「ほんまかな？」と眉《まゆ》に唾《つば》する思いでしたが、自分で知る限りの方法を試みて治らなかった症例ですから、「ともかく先生の言葉に従ってみよう」という気になったのです。

結果的に、その後1年近くかかったものの、山本先生のご指導に従って私はこのやっかいな乾癬を完治させることができました。最新の治療薬でも治すことが難しい皮膚疾患を、瘀血の治療で治してしまったわけです。

以来、私は臨床《りんしょう》に瘀血の治療を導入しながらいろいろな難治の皮膚疾患の治療に取り組み、数々の成果を上げてきました。

東洋医学ならではの教え

皮膚科疾患の中でも難病中の難病である乾癬について、山本巌先生は「難病の背景に瘀血がある」と指摘し、漢方薬や生活改善により治せることを示されました。さらに乾癬に合併しがちな心筋梗塞などの病気は、いずれも瘀血の状態で起こる循環器系の病気だということがわかってきたのです。すると、瘀血に着眼すれば治りにくい皮膚科疾患だけでなく、循環器系疾患なども幅広く解決できる可能性があるということになるわけです。

東洋医学には、人の体は「気《き》」「血《けつ》」「水《すい》」という3つの生命エネルギーで活動しているという考え方があります。そして、瘀血は「血」に関する問題とされ、「万病の元は瘀血」というふうにもいわれてきました。

「瘀」は「停滞」という意味で、血の滞《とどこお》り、血の流れが悪く、よどんだ状態を指します。「ふる血」や「汚れた血」などという言い方もされていますが、血液のネバネバ度が高くなり、めぐりが悪くなっている状態です。瘀血を「汚血」とか「悪血」と表現する医師もいます。

こういうと、瘀血は現代医学でいう動脈硬化などに結びつく、太い血管の「血液ドロドロ状態」のことと思われるかもしれませんが、それだけではありません。

東洋医学では昔から毛細血管系の中の血液の流れや、細胞と細胞の間の間質《かんしつ》の組織液という「水」の流れ、さらにリンパ管に流れるリンパ液の流れなどをまとめた「微小循環系」の働きをわかっていて、そうした微小循環系の流れが悪くなることを「瘀血」と表現してきたようなのです。

組織液という「水」がある！

最近、血管の健康という問題がクローズアップされるようになりました。「人は血管とともに老いる」といわれ、「血管年齢」とか「血管の若返り」という言葉がよく聞かれます。血流や血管の大切さが一般の人たちにも注目されるようになってきました。

ひとりひとりの体の中の血管は総延長約10万キロメートルといわれます。これは地球を2周半回るくらいの長さです。そして、血管の99％は毛細血管です。

毛細血管は、太い動脈を通って血液が運んできた酸素や栄養を身体のすみずみの細胞にまで届ける最前線にあります。心筋や大脳皮質など、もし異常があれば直《ただ》ちに人間の生命に関わる重要な臓器には、わずか1平方ミリメートル当たり１０００本もの毛細血管が通っています。

ところが、私が専門とする皮膚という臓器には、毛細血管の数は1平方ミリメートル当たりわずか50本しかありません。心筋や大脳皮質の20分の1です。

表皮の細胞は、真皮《しんぴ》（89ページ参照）の中を通る毛細血管からはかなりの距離があります。それでも皮膚にきちんと酸素や栄養が届いているのは、毛細血管を流れる血液だけがそれ

図1▶**血液の約55%は水分**

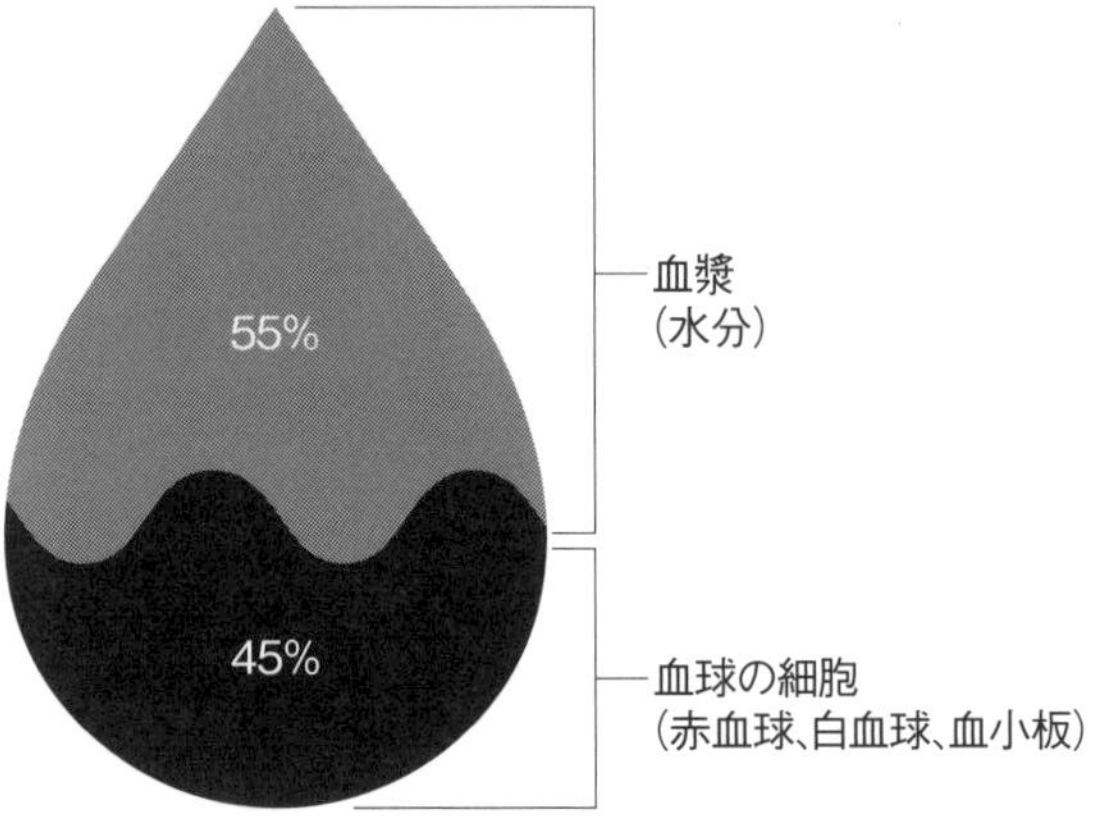

図2▶**毛細血管の穴から「水」が組織液の中に出入りしている**

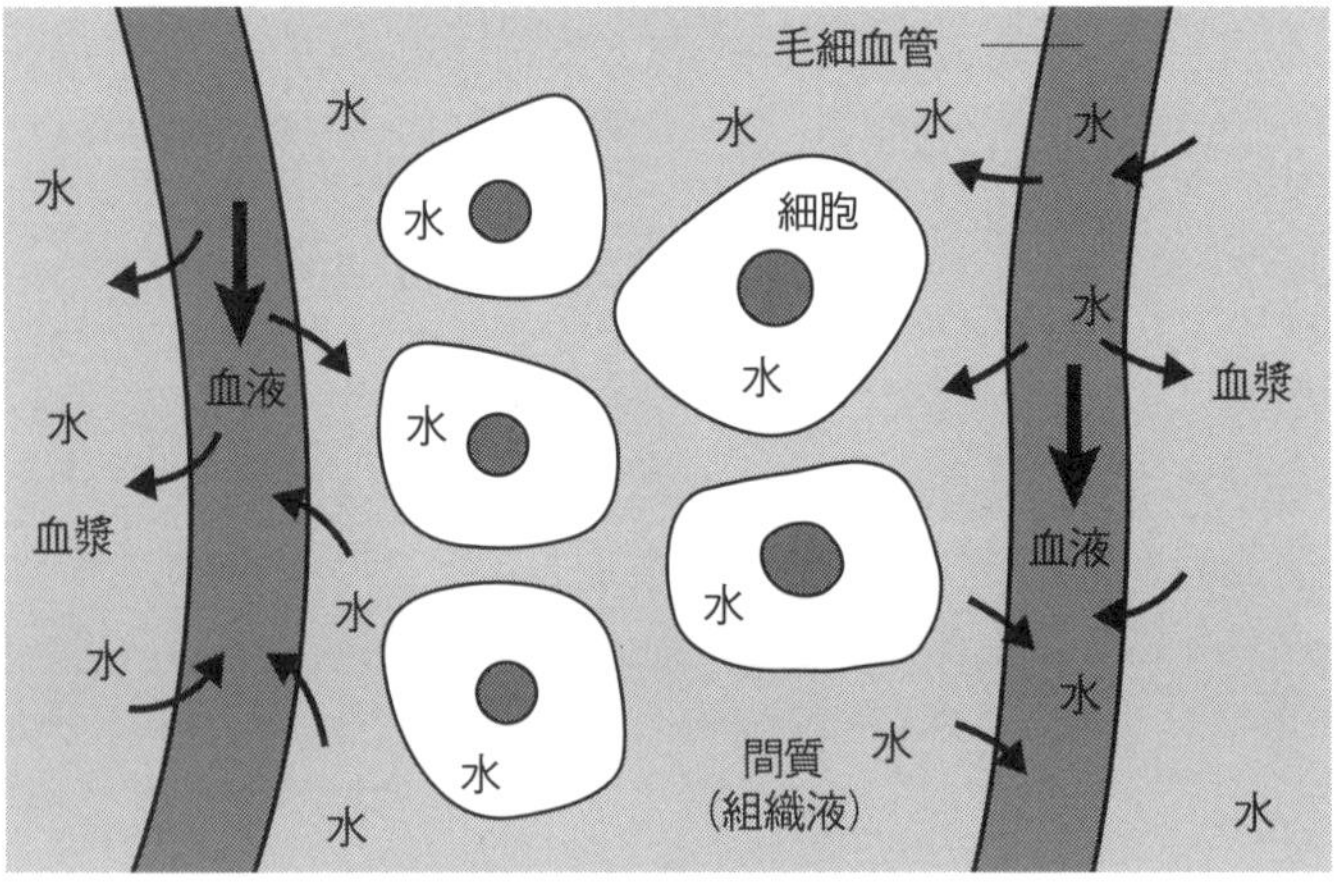

らを運んでいるのではないからです。

血液の成分（図１）は主に赤血球や白血球のような「血球の細胞」と水分が中心の「血漿《けっしょう》」です。血漿は、毛細血管の穴から出たり入ったりし、全身の細胞と細胞の間にある間質と呼ばれるスペースを流れる組織液という「水」になっていきます。この「水」が血液から受けとった栄養や酸素を各細胞まで最終的に運ぶ役割をするのです（図２）。

逆にいえば、この「水」の流れが滞ったり汚れたりすれば瘀血の状態になり、たちまち皮膚の健康に問題が出てきます。ですから**「水」の滞りの問題こそ瘀血の本質であり、これを取り除くことが健康と肌を守る基本ともいえるわけです。**

慢性皮膚疾患と肩こりの関係

私の長い皮膚科の臨床経験で気づいたことのひとつは、肌荒れ、赤ら顔、むくみ、ニキビ、成人性アトピー性皮膚炎などの慢性皮膚疾患で来院される患者さんの多くが、同時に肩こりを訴えておられるということです。

そして、これらの患者さんには、難聴《なんちょう》などの耳の不調やかすみ目、乾き目（ドライアイ）などの目の不調、アレルギー性鼻炎や副鼻腔炎《ふくびくうえん》などの鼻の症状、歯茎や舌の腫れや歯肉

図3▶**肩こりと頭部のすべての瘀血症状はつながっている**

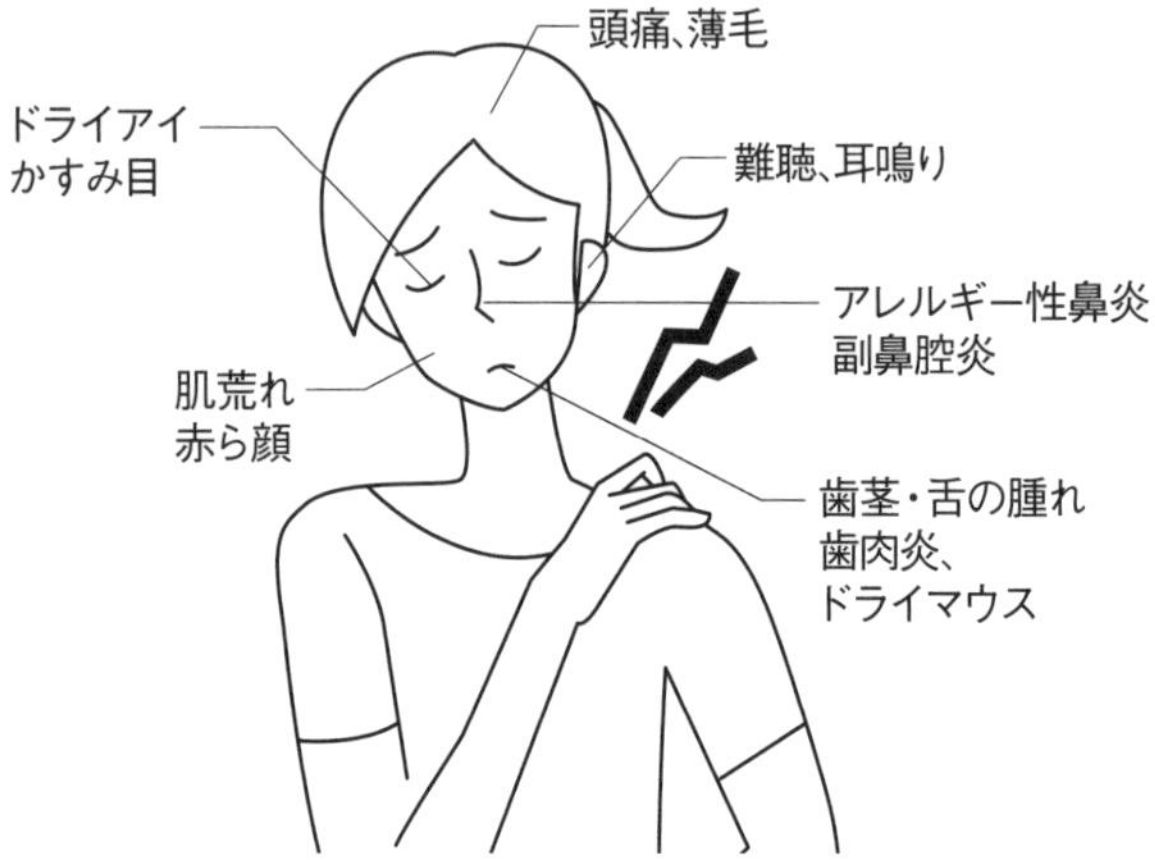

炎、口の渇《かわ》き（ドライマウス）など口内の症状、そして頭痛や薄毛など頭や髪の問題を併せ持っているケースもよく見られました（図3）。

肩こりの原因は主に肩の血行障害であることはよく知られています。そして肌荒れの原因は末梢《まっしょう》循環の血行が悪くなって皮膚へ酸素や栄養が届きにくくなっているために起こることが多いですし、赤ら顔は血流が悪くなって毛細血管が拡張して血液の色が肌にあらわれて見えるために起こっているケースが多いものです。

また、耳や目、鼻に見られるさまざまな症状も血行障害から起こっていると説明できるものが少なくありません。そうすると、肩よりも上の頭部で見られる諸症状の多くが「水」や「血」の滞りや汚れである瘀血という共通の要因でつながりあっていると考えることができるわけです。

循環器科の分野では、「上大静脈症候群《じょうだいじょうみゃくしょうこうぐん》」という病気が知られています。これは、上半身から戻ってきた静脈血を心臓に送る上大静脈が腫瘍《しゅよう》などのために詰まってしまい、顔面、頸部《けいぶ》の鬱血《うっけつ》、むくみを生じる状態です。

たとえば顔が真っ赤になり、「かぶれました」と訴えて皮膚科を受診した患者さんの原因が、上大静脈症候群だったという報告もありました。すると上大静脈症候群はまさに瘀血という要因でつながりあったさまざまな症状ということになるわけです。

第2章

血管・血液の健康度

「ゴースト血管」現象

テレビの健康情報番組などで「ゴースト血管」という言葉を聞くようになりました。身体全体に張りめぐらされた毛細血管が消滅（ゴースト化）していくというのが「ゴースト血管」です。

血液は全身の細胞にくまなく酸素や栄養を届ける大切な役割を果たしていますが、毛細血管は各細胞への最終的な配達ステーションの役割を果たしています。この大切な毛細血管に血液が流れなくなったあげく、あたかも幽霊（ゴースト）のように消えていく様子から「ゴースト血管」の名がつけられたようです。

実際に「毛細血管スコープ」なるもので毛細血管がスーッと消えていく映像がとらえられています。血液が末端の毛細血管まで届かなくなる状態が続くとその先の毛細血管はボロボロになり、消失してしまうのです（図4）。

ゴースト血管は、さまざまな病気のリスクを高めるものです。毛細血管がゴースト化すれば、酸素や栄養素をその先にある細胞に届けられなくなり、そのダメージで病気になっ

図4▶毛細血管に血が通わなくなりゴースト血管ができる

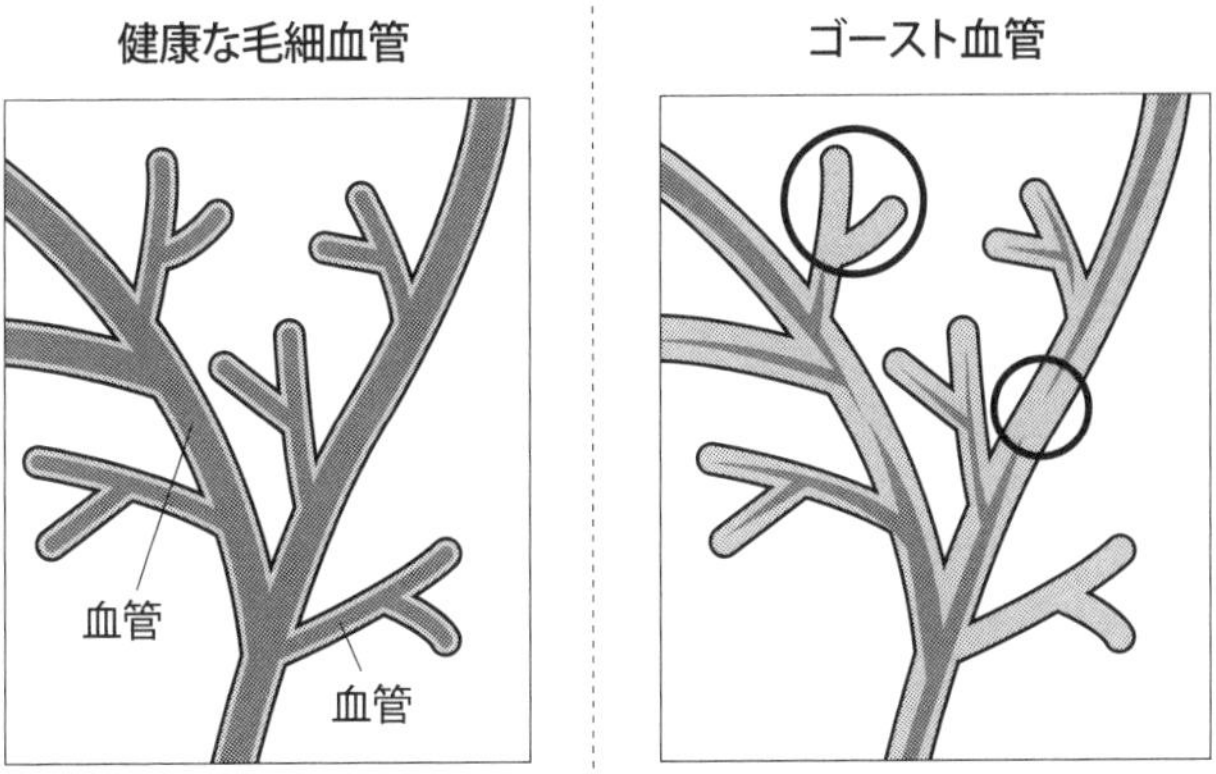

（湧永製薬HP「大元気流 教えてドクター」より一部改変）

たり、**老化を促進させる**ことになってしまいます。皮膚の細胞が障害されれば、シミやシワ、たるみなど、肌の乱れも生じてくるわけです。

　また、脳の毛細血管細胞が「ゴースト化」すれば認知症を招くことになるし、骨細胞に血液を送る血管が障害されれば骨粗鬆症《こつそしょうしょう》に、胃や腸などの消化器を動かす血管に障害があれば消化不良などの症状を引き起こし、手足の血管に温《あたた》かい血液を送っている毛細血管が傷んでくれば手足の冷えを招くことになるのです。

　こんなふうにゴースト血管は、東洋医学でいう「血」と「水」の流れを妨げる瘀血にズバリ直結しているのです。

　重要なのはゴースト血管の「水」への影

響です。前に述べたように、毛細血管は血液が運んでくる酸素や栄養素を細胞に届ける配達ステーションですが、「水」は血液の中から酸素や栄養素を最終的に細胞まで運ぶ配達員なのです。

さらに「水」の中で細胞に必要な栄養物質がつくり出されることもありますし、血液が運んできたさまざまな老廃物を回収し、リンパ管という下水道に流します。

ですから、間質《かんしつ》の組織液である「水」の流れをサラサラと流れる状態に保つことが大切であり、そのことが健康を守り老化を予防することにつながっていくのです。

「血管病」を引き起こさないために

血液は身体をつくっている細胞の外側を流れる液体で、体重の約13分の1、約5リットルを占めています。

その働きは血管内を循環して、体内のすべての器官の細胞に分配され、酸素や栄養を運ぶだけでなく、体液の量を調節したり、熱を運んで体温を維持したり、病原から身体を守ったり、また出血したときは流血を止めるなど山ほどあります。さらに身体のすみずみの細胞から出る老廃物を回収するというのも血液の働きです。

一方、身体の60〜80％は水分です。血液の83％、脳の76％、硬い骨でさえ22％もの割合で水分が含まれており、人の身体には欠かすことができないものです。生まれたばかりの赤ちゃんはおよそ80％が水分ですが、年齢とともにその割合が減って60歳代以上になるとおよそ60％になると考えられています。

血液の成分は、血漿《けっしょう》という液体成分と赤血球や白血球など形を持った血球に分けられます。つまり血液は血球と「水」からできているのです。

「水」が中心の血漿は全血液の約55％、血球は約45％という割合です。そのため、血液は全体としてみれば「ネバネバした液体」となっています。

血漿の91％は「水」ですが、残り９％には、栄養を運んだり、血を固める働きを持ったタンパク質などが含まれています。

一方、血球の中で最も重くて量も多いのが赤血球であり、その最も大切な役割は酸素の運搬です。白血球の役割は免疫で、体外から侵入した細菌類やがん細胞などから生体を防御します。血小板の役割は出血した場合に血を固めて止血することです。

血管に障害が起こればたちまち命につながる問題が引き起こされることになります。とくに太い血管の動脈硬化が進んだ末の心筋梗塞《しんきんこうそく》や脳梗塞など、いわゆる「血管病」が問題にされがちです。

「人は血管とともに老いる」といわれます。動脈硬化に結びつく血管の老化は、じつは20歳頃にはすでに始まっているのです。そして年齢を重ねると心臓の働きも鈍《にぶ》くなり、血管も硬くなってきます。

狭心症、心筋梗塞、心不全や脳梗塞などの病気は、多くが50歳代から70歳代に突然発症します。血管の老化は30年から50年かけて進行するわけです。

血液の約55％は水分なのですから、血管が老化して血流が悪くなると同時に体内の「水」と「血」の流れも悪くなってきます。血液の中の水分の多い血漿は毛細血管から流れ出て、細胞と細胞の間質を流れる組織液である「水」になっていきます。

組織液は体重の20％を占め、体内の免疫や解毒《げどく》など大切な役割を果たすことがわかってきました。

血液がネバネバしているのに比べ、組織液はかなりサラサラしています。サラサラ流れるからこそ、各細胞に栄養素や酸素などのさまざまな有用物質をスムーズに運び、そこから出る老廃物や二酸化炭素などを回収できるのです。

一方、いずれ血管に戻るこの「水」が汚れてくると、さらに血流の障害を進めてしまうという悪循環に陥《おちい》ることになります。

「動脈硬化」を防ぐ対策

血管の老化は、血液に接する血管のいちばん内側にある一層の血管内皮細胞の老化が大きく関与するといわれています。最初は、血管内皮細胞の隙間から血液中に流れているコレステロールが血管の壁に取りこまれていきます。これが動脈硬化です。血液中のコレステロール量が多くなれば、動脈硬化が進むわけです（図５）。

太い血管に動脈硬化が起これば、当然、身体のすみずみまで張りめぐらされた毛細血管の流れにも影響が出てきます。

毛細血管は全身の細胞に酸素と栄養素を届ける役割を担《にな》っているのですから、これがダメージを受ければ、肌のシミやシワ、たるみとしてあらわれますし、骨粗鬆症、薄毛、認知症、腎臓や肝臓の障害、冷え症など多様な疾患《しっかん》のリスクを招くことになるわけです。

病気の人と健康な人の微小循環系の血液の流れを比較すると、病気の人は赤血球や白血球、血小板といった血球成分の流れが悪いことが観察されます。とくに、赤血球の流れが悪いと、各細胞が活動するためにいちばん必要な酸素が運ばれにくくなってきます。

いくら鼻や口から酸素を吸っても、末梢《まっしょう》の細胞や組織には行き届かなくなってしまうわ

図5▶**動脈硬化の起こり方**
（血管内皮細胞から流れているコレステロールが血管の壁に取りこまれていき、内腔が狭くなっていく）

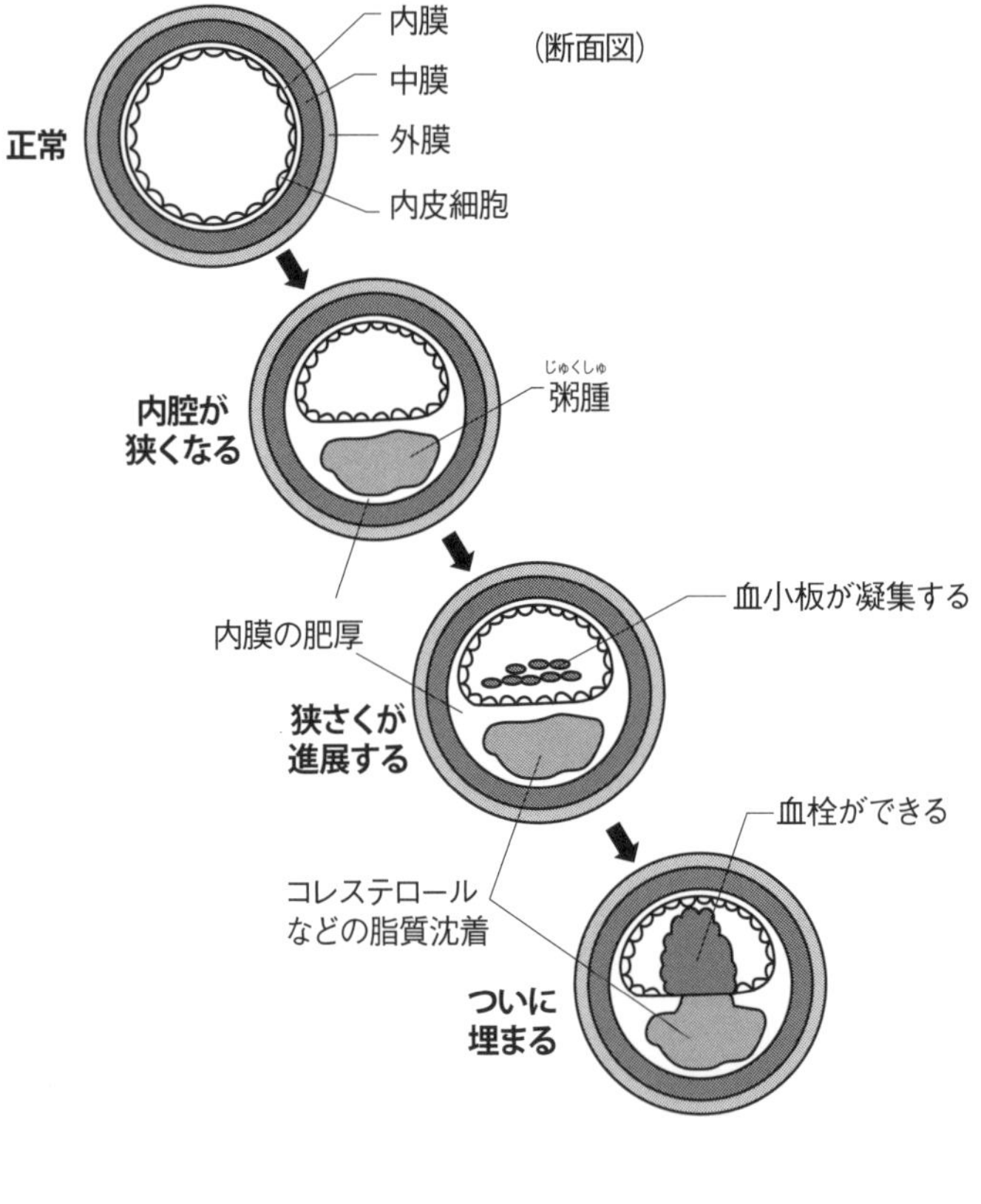

（国立循環器病センター 循環器病情報サービスHPより）

けです。こうして病気のリスクが高くなっていきます。逆に、健康で長生きするためには動脈硬化対策がとても重要ということになるでしょう。

さらに毛細血管から間質へ漏れ出る血漿成分は全身の細胞を守っている組織液である「水」になります。毛細血管と各細胞は直接つながっているわけではなく、「水」が流れながら細胞を養う酸素と栄養素を運んでいきます。

動脈硬化が進んで血液の流れが悪くなれば、「水」の流れも悪くなり全身の栄養状態も悪くなっていきます。

皮膚の近くには毛細血管はあまり走っていません。そして美容に最も影響のある表皮には血管が届いていないのです。血液ではなく「水」が最終的に栄養を運んでいるわけです(図6)。健康な肌がつくり出されるうえで、「水」の流れがきわめて大きな役割を持っていることになります。

毛細血管こそ「水」の出入りの要

血液と「水」のめぐりに支えられる循環器系は、心臓と血管、リンパ管、さらに細胞の外側の間質からできています。繰り返しますが、その役割は、身体の中の各臓器・組織が

図6▶毛細血管と表皮細胞には距離がある。
「水」が表皮に栄養を届けている

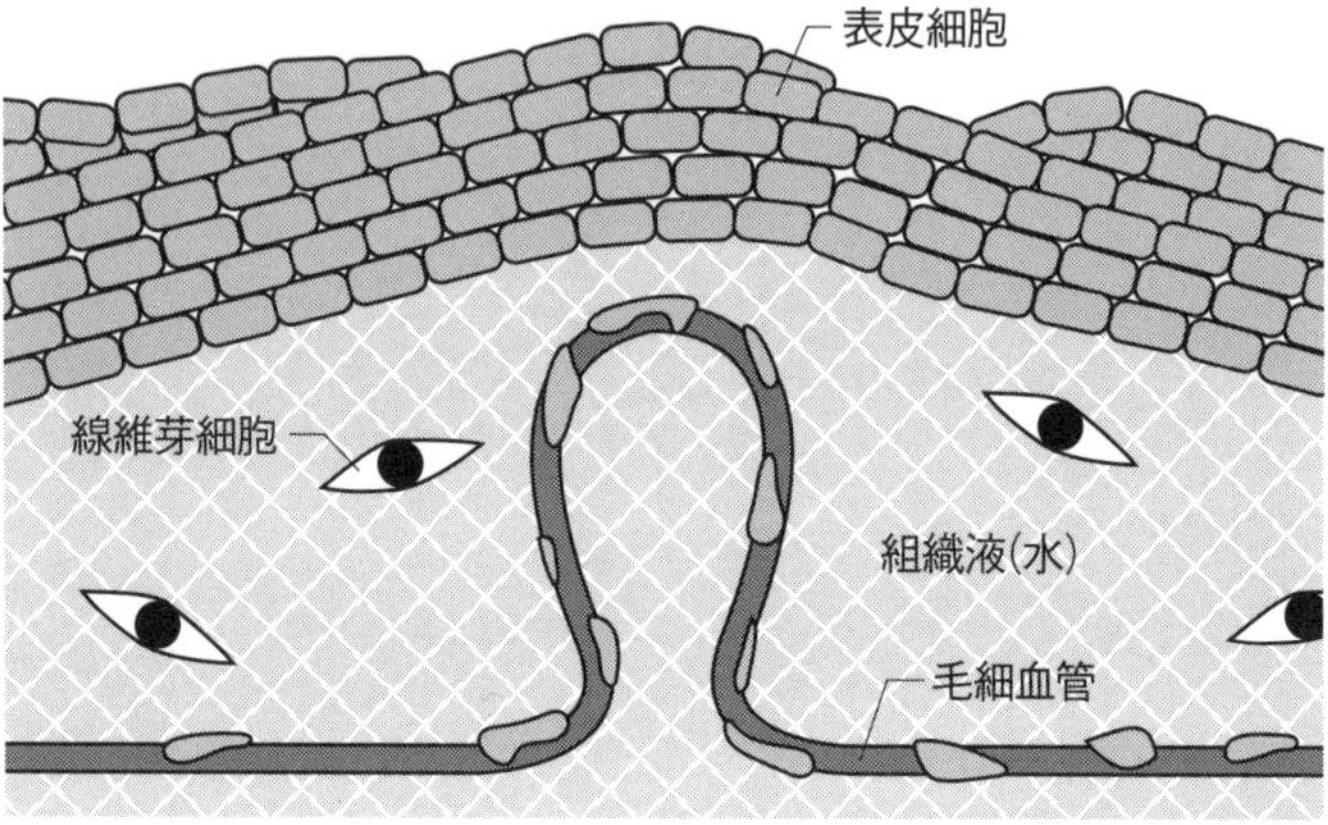

働くために必要な酸素と栄養素を運ぶ血液と「水」を全身にめぐらせること、そして各細胞から出てきた老廃物を回収することです。

まず血液のめぐるルートは、心臓の左心室からスタートし、動脈→毛細血管（細動脈）→微小循環→毛細血管（細静脈）→静脈→右心房とめぐっていくというものです。

一方、血液が回収した老廃物は静脈を通じて運び出され、最終的に尿として排泄されます。

毛細血管の太さは0・002〜0・012ミリで、平均すると髪の毛の10分の1程度の太さで、その中を直径0・007〜0・008ミリの赤血球や0・012〜

０・０１５ミリの白血球などが形を変えながら押し合いへし合いして流れます。

こんなに微小な毛細血管ですが、全身に張りめぐらされている毛細血管を合わせると血管全体の99％を占めています。そのため毛細血管は「人体の中でいちばん大きな臓器」ともいわれてきたのです。

毛細血管がそんなに全身に大きな比重を占めているということは、その役割もとても大きいということです。

身体をつくっている約37兆個といわれる細胞には、血液によって酸素や栄養素が届けられ、排出した二酸化炭素や老廃物が回収されるわけですが、その受け渡しの現場にあるのが毛細血管なのです。全身のどの細胞も毛細血管からわずか０・０３ミリ以内にあり、物質の受け渡しをしやすい形をつくっています。

微小な毛細血管網内の血液の流れはさまざまなしくみによって調節されています。微小循環系内の流れは、赤血球がどう流れ

図7▶赤血球の「変形能」が衰えると血流が悪くなる

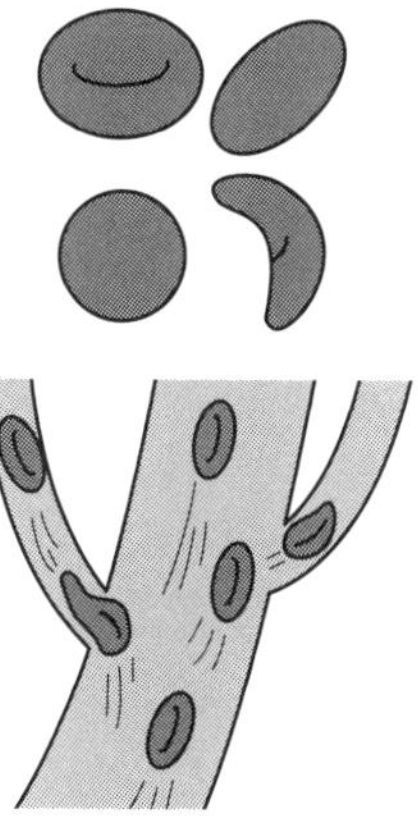

図8▶体内の水分の分布割合

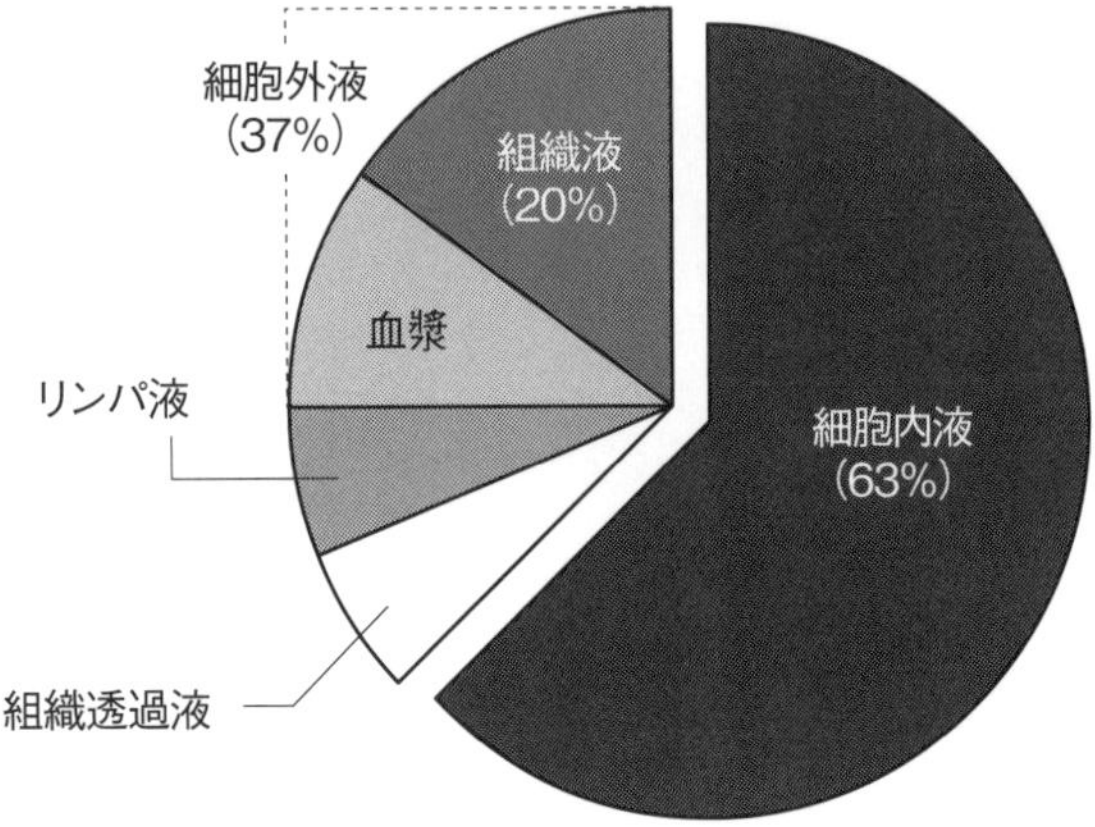

るか、外からの力によってどう変形するか、どんなねばり具合かが大きく影響します。

赤血球がどのくらい変形する能力があるかを「変形能」といいます（図7）。赤血球の変形能が高いほどネバネバ度が少なく、サラサラしているほど毛細血管内の血液はスムーズに流れることができるのです。

ところが、赤血球のヘモグロビンという成分に異常が出てくると変形しにくくなります。ねばりけが強くなり、赤血球同士が集まってかたまりをつくるようになります。すると各臓器の微小血管網への血流は、急激に悪くなって心臓が押し出して始まる血液の流れも弱まってしまいます。

当然、血液が運ぶ酸素や栄養が滞《とどこお》りがちになるので、体内の各細胞は危機に陥るこ

図9▶細胞と細胞の間を流れる組織液である「水」が酸素や栄養を運んでいる

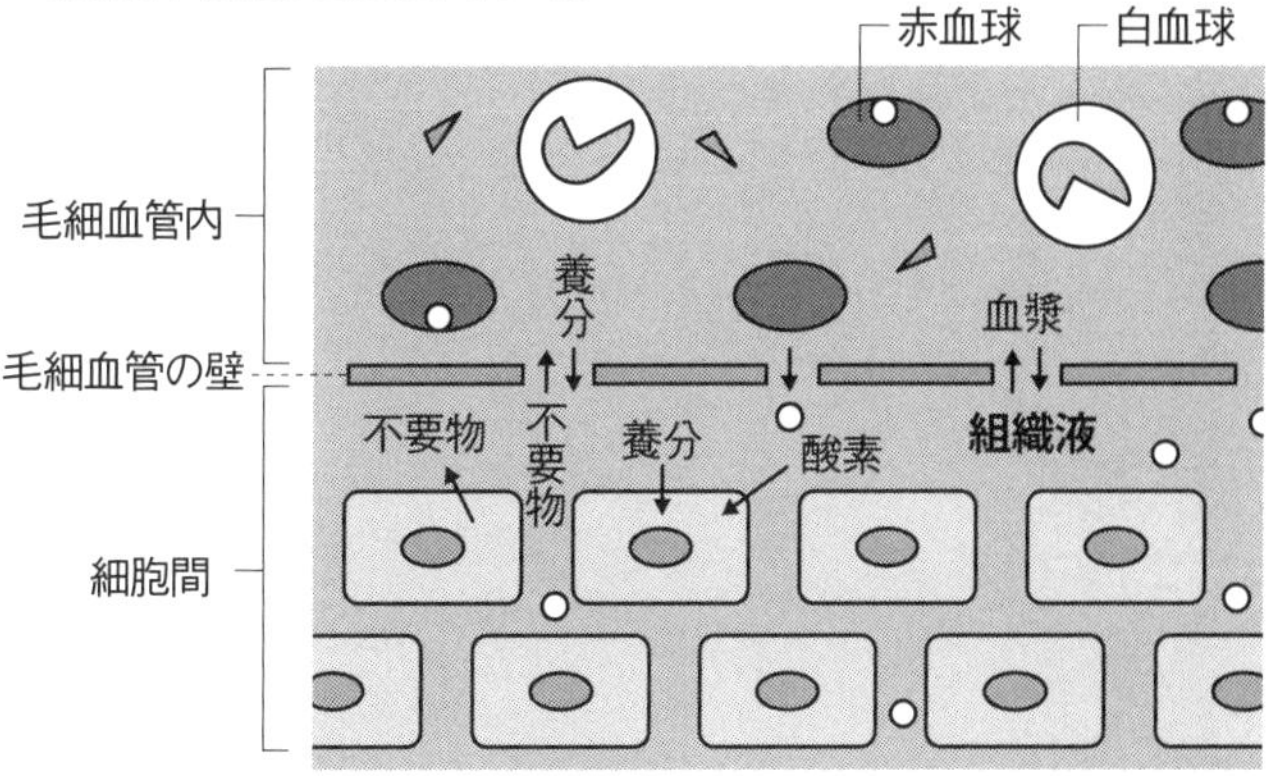

（くすりの和漢堂HPより一部改変）

とになるわけです。

血液は心臓から出て、また心臓に戻ります。すると、末端にある毛細血管は、単に血液がUターンしている折り返し点なのかというとそうではありません。**毛細血管には無数の穴があって主に水分からなる血漿成分が出入りしています。**

心臓から流れ出る血液は１日約６０００リットルですが、毛細血管から流れ出る血漿はその10分の１、１日約６００リットルにもなるといわれます。毛細血管から外に出た血漿成分は、細胞と細胞の間（間質）に流れる「組織液」である「水」になるのです（図８・９）。

この「水」は体重の20％を占め、若い人

の身体では10リットル分以上にも相当するというのです。それゆえ、「間質こそ人体で最も大きな器官」と見ることもできます。

微小血管系の重要度

細胞と細胞の間のスペースである間質は、「水」が移動する通路になっています。「水」の中にはアルブミンというタンパク質が含まれていて、これが血液が運んできたタンパク質やブドウ糖、塩類などの栄養と酸素とくっついて最終的に全身の細胞に届けます。それだけでなく、前にもいったように、「水」は細胞から出てくる老廃物を回収する役割をしています。

また、「水」の中ではそれぞれが担当する臓器によって必要な栄養をつくり出すしくみがあるのです。たとえば「線維芽細胞《せんいがさいぼう》」という細胞は、タンパク質を材料にして皮膚の健康を支えるコラーゲンやエラスチン、ヒアルロン酸という物質をつくり出しています。

２０１７年、大阪市立大学の合成生物学講座の研究グループは、組織液の中で「線維芽細胞」を培養する実験をしました。この実験により、線維芽細胞は組織液という「水」がいつも流れているような環境の中でうまく育つことを突き止めています。

線維芽細胞はたんに組織液に浸っているだけでなく、「水」がサラサラと流れる刺激によって、健康的な肌をつくり出しやすいということを示したのです。

一方、「水」の中には栄養分ばかりでなく、老廃物や細胞の死骸、細菌、ウイルスなどのゴミが入りこんできます。これらのゴミを「水」の中にいる線維芽細胞や身体を病気から守る免疫細胞のマクロファージが食べてしまいます。

そして、なんと線維芽細胞は食べたゴミを材料にして身体に役立つタンパク質をつくり出すという優《すぐ》れものなのです。ですから「水」は微小な老廃物や毒素を浄化する「下水道」としても働き、免疫機能を支えていることになります。

２０１９年東京都健康長寿医療センター等の研究グループは、間質の組織液に流れをつくることが健康維持改善につながるという研究結果を発表しました。運動することで骨に衝撃を与えたときに骨の中で組織液の流れが生じて、その刺激が骨細胞に加わることで炎症や老化を招くタンパク質の働きを抑え、それが骨粗鬆症などにつながる骨の強度・密度の低下を抑えるという内容です。

これと同じしくみが骨以外の組織においても働いている可能性があり、身体のさまざまな臓器・組織の炎症や老化を防ぐ効果があるのではないかという考え方も示されました。すなわち、ここでも体内に「水」が流れることが健康づくりと老化予防に役立つということが提唱されたわけです。

さらに間質を流れる「水」は、細胞と細胞の間でお互いにコントロールしあう「メッセージ物質」(84ページ参照)というものをやりとりしあうルートになっています。膨大《ぼうだい》な細胞と臓器の相互コミュニケーションの通路の役割が間質にはあるのです。

毛細血管系の中の血流に加えて、間質の組織液である「水」の流れとリンパ管に流れるリンパ液の流れをまとめて「微小循環系」と呼びます。**全身の各組織細胞に栄養や酸素を届ける一方、代謝で出てきたゴミを除去する微小循環系こそ循環系で最も大切な役割を果たす部分といえるでしょう。**

止めてはいけない組織液の流れ

リンパ管と組織液が流れやすいルートを合わせると、身体の中には想像を絶するような巨大な「水」の通り道がつくられています。このことだけでも身体の健康維持のために「水」の流れが大切な働きをしていることがうかがわれます。現在、世界中でリンパ管と「水」の働きが注目され、さまざまな研究が始まっているのです。

血管は身体の中をぐるりと一周するように循環しています。しかし、リンパ管はこんなふうにぐるりと周回するコースとはなっていません。間質から中心部の静脈への一方通行の道になっているのです。

リンパ管の入り口は毛細リンパ管として全身にくまなく張りめぐらされていますが、どこかの臓器とつながっているわけではありません。また、血液の場合は心臓という流れをつくり出すポンプがあるのですが、リンパ管はそのような専用ポンプを持っていません。そのためリンパの流れは血液と比べるととてもゆっくりです。

血液が心臓を出て心臓に戻るまでの時間はわずか40秒間ですが、心臓から血漿中の水分が出て、組織液である「水」になって、さらにリンパ液として戻るまでに約12時間もかかります。

流れのスピードも一定ではありません。「水」の中は血液に比べて総タンパク量が少なく、水分90％でネバネバ度が低く、サラサラで流れやすいため、ゆっくり流れていても循環できるのです。しかしこれは絶対に止まりませんし、止めてはいけない流れなのです。

「水」を流すことで免疫力がアップ

リンパ液は、古い細胞や老廃物、細菌、脂肪なども運んでいますが、パトロールの最前線に立っているマクロファージ（大食細胞）という免疫細胞が、「自分でないもの」を見つけると、「あやしいやつがいるよ！」とリンパ球に伝えます。するとリンパ球はこのあやしいやつ（抗原）を取りこみ、リンパ液の流れに乗せて、近くのリンパ節に運ぶのです。

ここで、リンパ球が血液循環系へ侵入するのを防ごうと特殊なタンパク質の武器をつくり出して闘うわけです。そのときリンパ節はグリグリと腫《は》れ上がります。

リンパ節は全身に約600個ありますが、最もたくさんあるのは首とその周辺部で、ここには約300個が集中しています。風邪を引いたとき、よくのどの奥にある扁桃腺《へんとうせん》がグリグリと腫れたりしますがこれは扁桃腺がリンパ節のひとつだからです。リンパ球が集まって風邪の原因菌と闘って炎症が起こるのです。

じつはこうした免疫細胞は酸素に弱いので、**酸素を運ぶ赤血球が存在する血管ではなく、酸素の少ないリンパ管の中のほうが活躍しやすい**のです。ですから、組織液である「水」を順調に流すことがリンパ液の流れをよくすることになり、そのことが免疫力アップにつながるというわけです。

リンパ節から出たリンパ管はさらに合流を繰り返し、静脈に注《そそ》ぎ、心臓に戻っていきます。心臓から動脈へ出る1日6000リットルの血液は、6000リットル分の「水」を毛細血管から間質へ出します。この6000リットルの「水」は間質とリンパ系をめぐった後、

図10▶**身体の中の「水」の量は一定に保たれている**

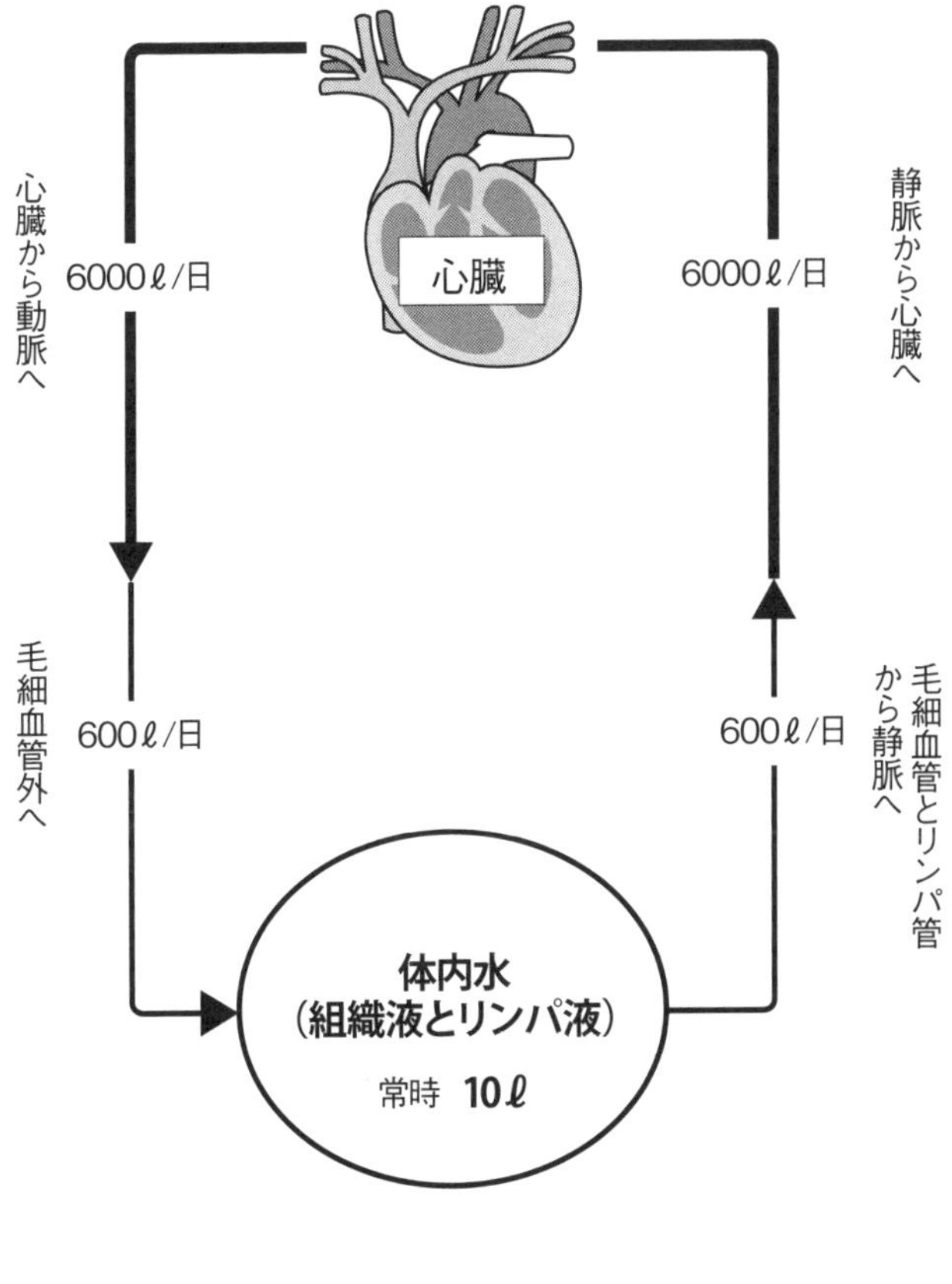

（著者提供）

再度、毛細血管とリンパ管から静脈中に取りこまれ、心臓に戻る6000リットルの血液の一部を形成しています（図10）。

このように毛細リンパ管に取りこまれた組織液がリンパ液としてリンパ節を経由しながら全身をめぐる流れをリンパ系といいます。

リンパ系の大切な役割のひとつは、血液の水分量を調節するということです。血管から間質に出て血管に戻れなかった組織液をリンパ管に集め静脈まで運ぶことにより、血液はその量があまり増減せずに一定の量を保ちながら循環することができます。

最終的に体内をめぐってきたリンパ液は浄化された状態で食道のそばにある「胸管《きょうかん》」という太いリンパ管に集まって、心臓の上あたりで静脈に合流していきます。リンパ系は身体にとって下水道でもあり、浄水場でもあり、文字通り「ライフライン」です。

一方、毛細静脈を通って静脈に戻っていく「水」は、細胞から回収したゴミ（老廃物）が多く含まれ、主に細胞から出てきた二酸化炭素を集めています。

この「水」は毛細リンパ管から始まってこれがだんだんと集まって合流し、集合リンパ管、そして主幹リンパ管となり、太くなっていきます。最後は胸管、右リンパ本幹と呼ばれる2本の大きなリンパ管にまとまって、静脈に注ぎます（図11）。

こうしてリンパ液と混ざった静脈血は心臓に入り、心臓から肺に送り出され、肺で二酸

図11▶リンパ系には身体の老廃物を回収し、病原を始末するリンパ液が流れている

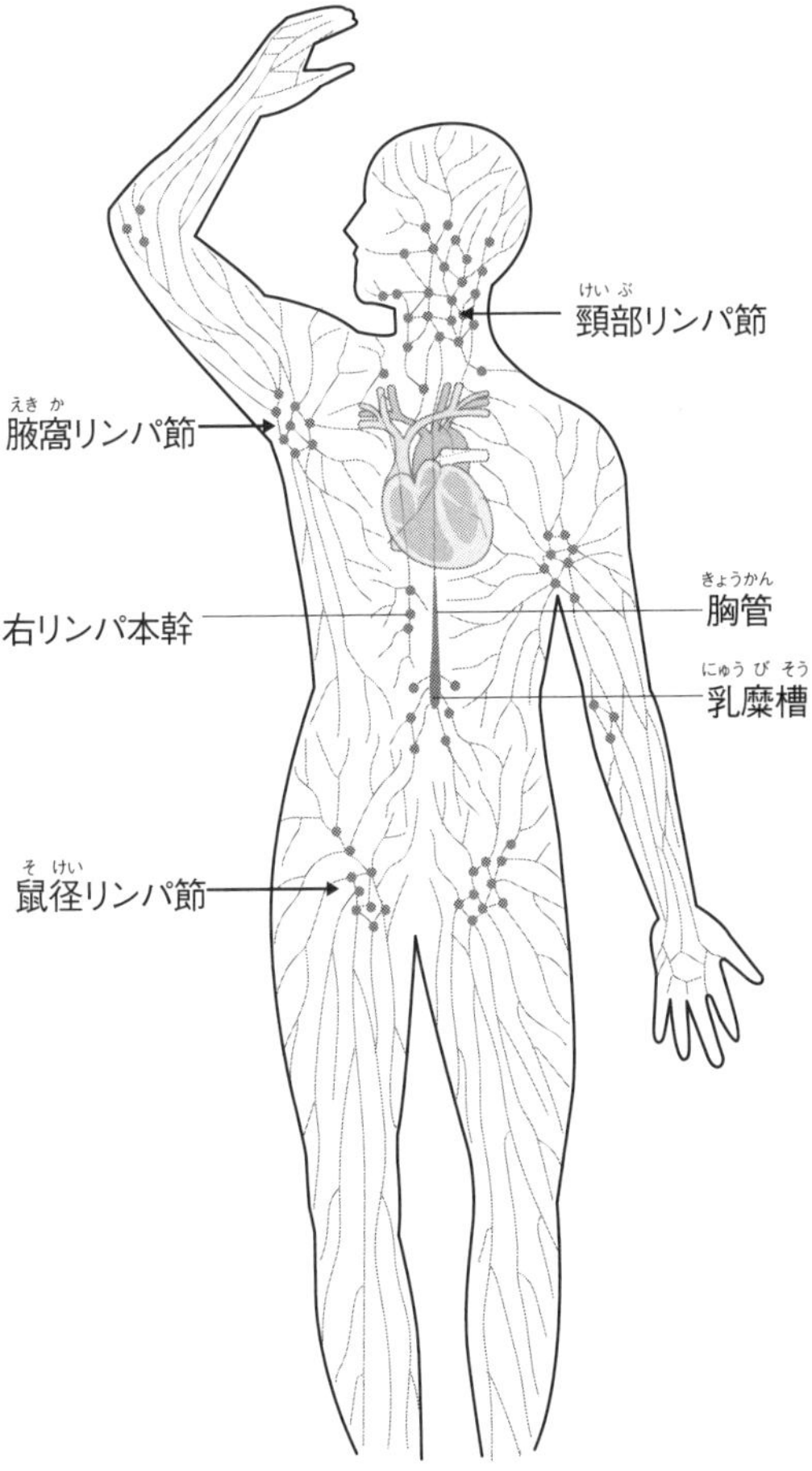

（現場で使える看護知識HPより一部改変）

化炭素と酸素の交換がおこなわれて動脈血となっていきます。

「水」が滞れば病気の下地がつくられる

毛細血管・間質・リンパ系という微小循環系のしくみがわかってきたことから、ここに起こるゴースト血管などの微小循環系の問題、すなわち瘀血が明らかになってきました。瘀血は血液という「血」だけでなく、組織液やリンパ液などの「水」も含めた循環の滞りであり、汚れのことなのです。

人間はある程度の年になれば「水」が汚れてきて、多かれ少なかれ瘀血の状態に陥ってきます。ですから加齢とともに、だんだん細胞は正常でなくなってきていると考えられます。

このように「水」が汚れて滞ってくると、病気とはいえないまでも、軽い病気につながる状態がつくられているとも考えられます。ひいては重い病気に至る下地がつくられていくわけです。

なぜ細胞が誤作動するのか

私の専門である皮膚科では、じんましんが５年も10年も治らないという患者さんに出会うことも珍しくありません。じんましんは経験したことがある方はおわかりですが、かゆくてたまらない症状が出ます。

この疾患は基本的にはアレルギーであり、アレルギーは免疫細胞が環境の変化を感じとって、ヒスタミンという物質を出して「異常な状態ですよ」と知らせるシグナルです。知らせることで身体を守らせようとするわけです。

じんましんはちょっと変わった食べ物を食べただけでも出ますし、かゆくて引っかいただけでも悪化したりします。これに対して、局所治療のステロイド剤を塗ると一度は症状が消えても、時間が経つとともに再燃してしまうことも少なくありません。

これらのことは免疫機能の誤作動でヒスタミンが出ているのだと考えれば理解できるでしょう。すなわち、「危ない！」と考えなければならないほどでもないのに危険信号が出てしまうわけです。

なぜこのような誤作動が起こるかといえば、皮膚の下を流れている「水」が汚れているからです。間質の組織液がよどんできて、瘀血の状態になってきているというふうに考えれば治癒《ちゆ》への道が開けます。

こういうやっかいなじんましんの患者さんに対して、脂《あぶら》っこい食事を野菜中心の食事に変えたり、運動不足にならないためによく歩くようにすすめるなど、瘀血を治すための生活改善の提案を差し上げます。それだけで「症状が軽くなった」「治った」という報告をいただくことが少なくありません。

たとえば上流にダムがあって、それが「決壊しそうだ」という情報が届くと、下流では「川が氾濫《はんらん》するぞ！」とサイレンを鳴らして警戒をうながします。ところが、ダムの中の水が汚れていると、実際はそんなことはないのに、「決壊しそうだ」という間違った情報が出されてサイレンが鳴りはじめてしまいます。

下流で出されるこのうるさいサイレンを、じんましんのかゆみにたとえることができるでしょう。そこで「うるさい！」と、サイレンのスイッチを切ってしまう役割をするのがステロイド剤です。

しかし、いったんはサイレンが止まって静かになっても、上流に汚れがあると、本当に氾濫したら困るので、またサイレンのスイッチが誤って入ります。すると、また「氾濫するぞ」というサイレンが鳴りはじめて、うるさい思いをしてスイッチを止めることになるわけです。

最も大切なのは上流のダムの水の汚れをきれいにして、「決壊しそうだ」という誤った情報が出るのを止めることです。

瘀血という水の汚れを止めるためには、汚れるもとをつくらない（取り込まない）こと、すなわち野菜中心の食事や運動を心がけることこそ大切なのです。

慢性疾患の治療では、このように下流で起こっている症状にばかりとらわれず、上流のことを考えることが大切です。

上流にあるべきなのは血管内循環だけでなく間質の組織液にまたがる「血」と「水」の順調な循環です。下流で起こっている慢性疾患の症状に対して、治療はもっと上流から始める必要があるのです。

第3章

悪化する体内環境の整え方

人間社会の激変が引き起こしていること

私たち生物は、ひとつひとつの細胞の中に「生命の設計図」といわれる遺伝子を持っています。そして動物は遺伝子によってそれぞれに食べるものが決まっています。

たとえば蝶《ちょう》の口の形を考えてみてください。蝶のぜんまい形の口はストローになっていて、花の蜜腺《みっせん》に向かってスルスルと伸ばして蜜を吸うようになっています。つまり、遺伝子はその生物が生きていくために最も都合がいいように身体をつくり上げているわけです（図12）。

逆に、遺伝子が決めた食べ物以外のものを食べはじめると調子を崩すことになります。

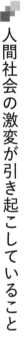

人間の遺伝子は3万年前にクロマニヨン人が出現したときとほとんど変わっていません。そしてチンパンジーなど「類人猿」と呼ばれるサルと人間の遺伝子は99％同じだといわれます。

人類の歴史の大半は野生のサルと同じで、もっぱら森の中で木の葉・実や果実を採取したり草原を走りまわりながら狩猟に明け暮れる生活でした。そして、ずっと食糧不足の状

図12▶**蝶の口は蜜を吸いやすいように特化している**

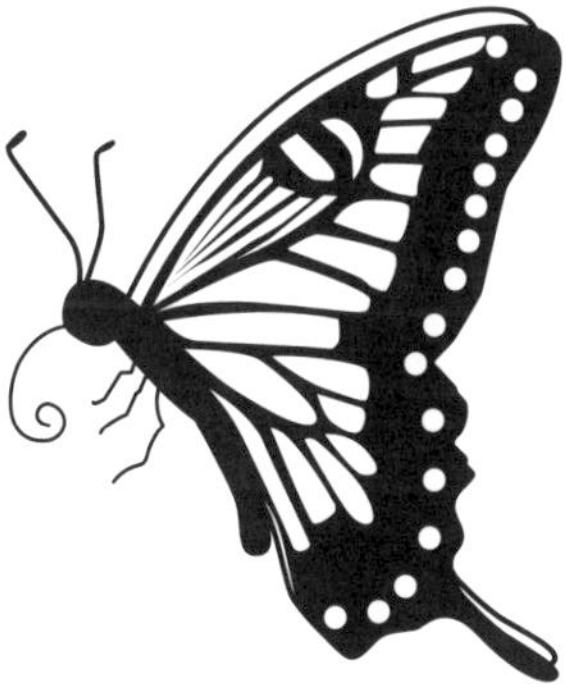

態でした。そうした環境に合うように、身体や遺伝子がつくられてきたわけです。

人類は近年になって急にさまざまな新しい病気を経験するようになっています。たとえば、花粉症やアトピー性皮膚炎は１９７０年代頃まではほとんど知られていない病気だったのに、現代社会に蔓延《まんえん》しています。また、糖尿病や脂質代謝異常症、高血圧などのメタボリックシンドロームも昔はほとんど考えられなかった病気です。感染症の分野でも、エイズやＳＡＲＳ《サーズ》（重症急性呼吸器症候群）、新型インフルエンザ、新型コロナウイルスなどが続々と生まれています。

なぜこんな新しい病気が出てきたのかというと、私たちが持っている遺伝子と文化や社会がかみ合わなくなってきた面があるからではないかと考えられます。これまで維持してきた遺伝子に対して社会や環境がはるかに速いスピードで変化したために、身体がついていけなくなっているわけです。

人々が草原を走りまわっていた時代はすぐにケガをすることが多く、これを早く治《なお》すしくみとしてすばやく血が固まってカサブタをつくるようになりました。めったにケガすることがない現代になっても、すばやく血を固めるしくみが残っているために、血管内にちょっと傷ができるとこれをすぐに修復しようとして動脈硬化を発生しやすくなったわけです。

人体には病原菌に対抗するよう強い免疫機構が備えられてきました。ところがこれが働きすぎて、本来は敵ではないものにまで反応してしまうようになり、花粉症やアトピーなどのアレルギーを発症するようになったと考えられます。

食糧不足に慣れていた人体には飢餓《きが》に耐えられるようにできるだけ栄養を使わずに脂肪として溜めこんでおこうとする「節約遺伝子」というものが備わっています。現在の飽食《ほうしょく》の時代を迎えてもこの節約遺伝子は健在なので、身体は脂肪を溜めこみすぎて簡単にメタボリックシンドロームになってしまうわけです。

「血」と「水」のめぐりが悪くなり汚れる「瘀血《おけつ》」の状態も、現代生活の中でより深刻なものになってきました。現代人は血流をうながす運動の量も、草原を駆けまわっていた時代と比べて圧倒的に少なくなってきました。かつての人類の歴史にないほどの飽食や肉食の過多、ストレスや長い労働時間なども、「血」と「水」のめぐりを悪くする要因となっています。

私のモットーとする健康観は、「サルに学べ」「サルに帰れ」です。もちろん現代人が原始時代に帰れるわけはありませんが、サル時代の生活から離れれば離れるほど人間の「血」と「水」の汚れが深刻化することになります。**今こそ人類は本来備えている遺伝子に即した生き方を考え直すべきときだと思います。**

カタカナメニューが席巻する中で

40年以上前、私が漢方の師匠の山本巌先生とはじめてお会いしたとき、先生がおっしゃったことは「治療には食の注意と漢方薬が必要ですよ」ということでした。そして、「肉食はやめなさい」と、日本の食卓の欧米化を戒《いまし》めておられました。

それは日本が高度経済成長を経て、バブル経済を迎える前の時代でした。日本の伝統的な食生活がどんどん姿を消して、ステーキやハンバーガー、フライドチキンなど、カタカナメニューが食卓を席巻《せっけん》するようになっています。

ちょうどその頃、糖尿病や高血圧、高脂血症などさまざまな生活習慣病が蔓延するようになり、アトピー性皮膚炎や花粉症などのアレルギー性疾患の罹患率《りかんりつ》もとても増えていました。山本先生は、日本人の食生活の大きな変化と健康異変のつながりをお感じになっていたわけです。

２０１３年のアメリカの有名な学術雑誌に、「皮膚難病の乾癬《かんせん》の発症はメタボリックシンドロームと関係する」という報告がなされました。そして乾癬の重症度が高いほどメタボリックシンドロームを併発している率が上がるというのです。

これは山本先生の乾癬の患者さんに対する「肉食をやめなさい」という提案が正しいことを、科学的に裏づける報告だったのではないでしょうか。

ここでメタボリックシンドロームというものを改めて説明すると、「内臓脂肪の蓄積（内臓脂肪型肥満）」と、「高血圧」「糖尿病」「高脂血症」などが重複して発症している状態をいいます。

日本では食生活の西洋化や過食、運動不足というライフスタイルの人たちが多くなったことが、メタボリックシンドロームを激増させていると考えられます。

メタボリックシンドロームは、典型的な生活習慣病であり、「血」と「水」の流れを悪くし、汚染を促進します。ですから、その予防改善には生活習慣の改善が第一です。もちろん現代の生活から「ただちに肉をやめなさい」といっても、そんなことは簡単にできるわけがありません。

ただ、「朝はトーストにハムエッグ、昼はパスタ、夜はハンバーグ」というふうに１日３食全部カタカナメニューという方は、１食だけでも和食メニューにするということから始めてはいかがでしょうか。

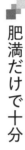

肥満だけで十分「瘀血リスク」

厚生労働省の平成30年（２０１８年）「国民健康・栄養調査」によると、肥満者（ＢＭＩの値が25以上：BMI＝体重kg÷（身長m）^{2}）の割合は男性32・２%、女性21・９%でした。日本人の男性の３割以上、女性の２割以上が肥満であるという事実は、日本全体の不健康度を示しているといえるかもしれません。

代表的な生活習慣病の糖尿病、高血圧症、高脂血症になる前に、たいていの人は肥満の状態になっています。このことから、肥満は「メタボリックシンドロームのリーダー」といっても過言ではありません。もっとも、まだこうした「病気」の診断がつくほどになっておらず「肥満だけ」という状態の人でも、血管の病気の危険因子になることがわかっています。

50歳以下では、肥満の人はそうでない人と比較して、血管の病気のなりやすさは2〜2・5倍といわれています。とくに、内臓に脂肪がつく内臓脂肪型肥満の方は、血管の病気になりやすいタイプです。

肥満になり身体が大きくなると、毛細血管もその分長く伸びます。すると心臓は、今までより遠くへ血液を送らなければならなくなり、心臓に負担がかかります。細胞を酸化させるリスクが上がるため炎症を引き起こし、動脈硬化を加速させるのです。血の流れが悪くなれば当然、間質《かんしつ》の「水」の流れが悪くなり、瘀血を招くことになります。

新型コロナウイルス感染症の患者さんの重症化リスクとして、「基礎疾患《しっかん》」という言葉がクローズアップされました。糖尿病、心不全、高血圧などいわゆる生活習慣病を持つ人が重症化しやすいと指摘されています。これらは瘀血が招いた疾患ともいえます。

炭水化物をとりすぎず、太りすぎないことが、「血」と「水」の環境を保ち、瘀血を遠ざけて健康を守っていくための要《かなめ》といえそうです。

食べすぎが免疫システムを狂わせる

肥満はそれだけで「肥満症」という病気と考えられるようになりました。それは本来細菌やウイルスなどの病原と闘って身体を防御するためにつくられた免疫システムが、食べすぎに対して「炎症」という戦争を引き起こしてしまうからです。

食べすぎが続くと、体内に入った栄養が代謝《たいしゃ》されたり、分解されたあげくに排出されたゴミ（老廃物）が体内に溜まり、血液中に流れ出します。そして免疫システムがそれらを「毒素だ！」と認識してしまうのです。すると、免疫システムは外敵をやっつけようとサイトカインと呼ばれるミサイルを放出することになり、これが炎症を引き起こすのです。

その炎症が糖尿病や脂質代謝異常、高血圧症などの生活習慣病につながっていくのではないかと考えられます。こうした炎症は、「自然炎症」と呼ばれます。

肥満者の身体では肥満していく過程ですでに自然炎症による弱い慢性炎症が続いていきます。この炎症が全身に波及して、たとえば糖を分解するインスリンというホルモンが効きにくくなる「インスリン抵抗性」が進み、糖尿病体質をつくっていきます。

また、動脈の血管壁にコレステロールを蓄積させて動脈硬化を進めたり、肝硬変に結びつく肝臓の線維化などを引き起こすのです。

このような自然炎症の考え方は、東洋医学の瘀血の考え方とぴったり重なります。食べすぎの人は、食べ物によってゴミを体内に入れ続けているようなもので、そのことが血液をドロドロにして、さらに「血」と「水」の流れを滞《とどこお》らせることにつながるのです。

まずダラダラ食い、大食いをやめることから始めることをおすすめします。

糖質が恐ろしい「糖化」を招く

野生動物の大半は飢餓の状態に置かれています。そして、人間のペットになる犬や猫はたいてい肥満問題が発生します。動物の身体は飢餓に対する備えはできていますが、飽食に対する備えはできていません。

人類の長い歴史においても大半は飢餓と隣り合わせでした。野生動物も人間の身体も飽食よりも飢餓のほうに慣れているのです。そのため現代では食べすぎ、飲みすぎという過剰のために起こる病気のほうが多くなっているわけです。

どんな食べ物であっても適量を取りこむことによって、栄養やエネルギーは「必要なもの」として身体に取りこまれるわけですが、逆にどんなものでも度を越して取り入れるとなれば身体に害となってしまいます。

とくにとりすぎになりやすいのが糖質です。糖質は甘いものに限らず、ごはんやパン、麺類など食事で「主食」とされているものの主成分です。糖質は体内に入ると脳や筋肉のエネルギーの中心となるブドウ糖という大切な栄養素になりますが、とりすぎれば肥満、糖尿病や心臓病のリスクになります。

糖質が多すぎる食生活を続けていると、糖尿病でなくても「血管の老化」が進みます。血管中の糖分が高い状態が続くと、血管の壁を守る血管内皮細胞を傷めることがわかっています。これは、タンパク質が糖によって変性する「糖化」が進むためです。

こなしきれないほど余分な糖が体内に蓄積されると糖化が始まります。

体内では、筋肉をはじめいろいろな組織がタンパク質でできており、糖は血流で全身に運ばれるので、糖化は全身で進行します。そして、糖分がタンパク質と反応してＡＧＥｓ（advanced glycation end products：糖化最終生成物）という物質ができるのです。

このＡＧＥｓがとてもやっかいなシロモノで、皮膚の重要な構成物質であるコラーゲンをもろくする働きがあります。肌の色がくすむなどの「褐色化《かっしょくか》」が進み、張りが失われてシワの多い「老け顔」になってしまいます。

糖化は、老化や疾患に関わる危険因子なのです。それだけでなく骨粗鬆症《こつそしょうしょう》や動脈硬化症、認知症などの発症、進行にも影響を及ぼします。

糖化を抑えるには、体内に余分な糖があふれないようにすることです。バイキングなどで長い時間だらだらと食べると、食事の総量が増える分、血糖値が高い状態が続き、糖化の可能性が高まってしまいます。

まず甘いものを少しでも遠ざけ、だらだら食いを避けることが健康と長生きにつながることを覚えておきましょう。

「血糖値スパイク」という危険信号

糖尿病の検査では「空腹時血糖値」を測定します。健康な人では、食後血糖値は緩《ゆる》やかに上昇し1時間ほどでピークになって、緩やかに元に戻るのが普通なので、お腹がすいているときにきちんと血糖値が低くなっているかを調べるのです。

そしてこれに加えてヘモグロビンA1cという検査もおこないます。赤血球成分のヘモグロビンというタンパク質は血中のブドウ糖量が多いほど結合しやすくなることから、その結合の割合を「%」であらわしたものがヘモグロビンA1cです。

血糖値は、検査前の食事や運動など生活習慣の影響を受けやすくなってしまいますが、

図13▶**血糖値スパイクは糖尿病の危険信号**

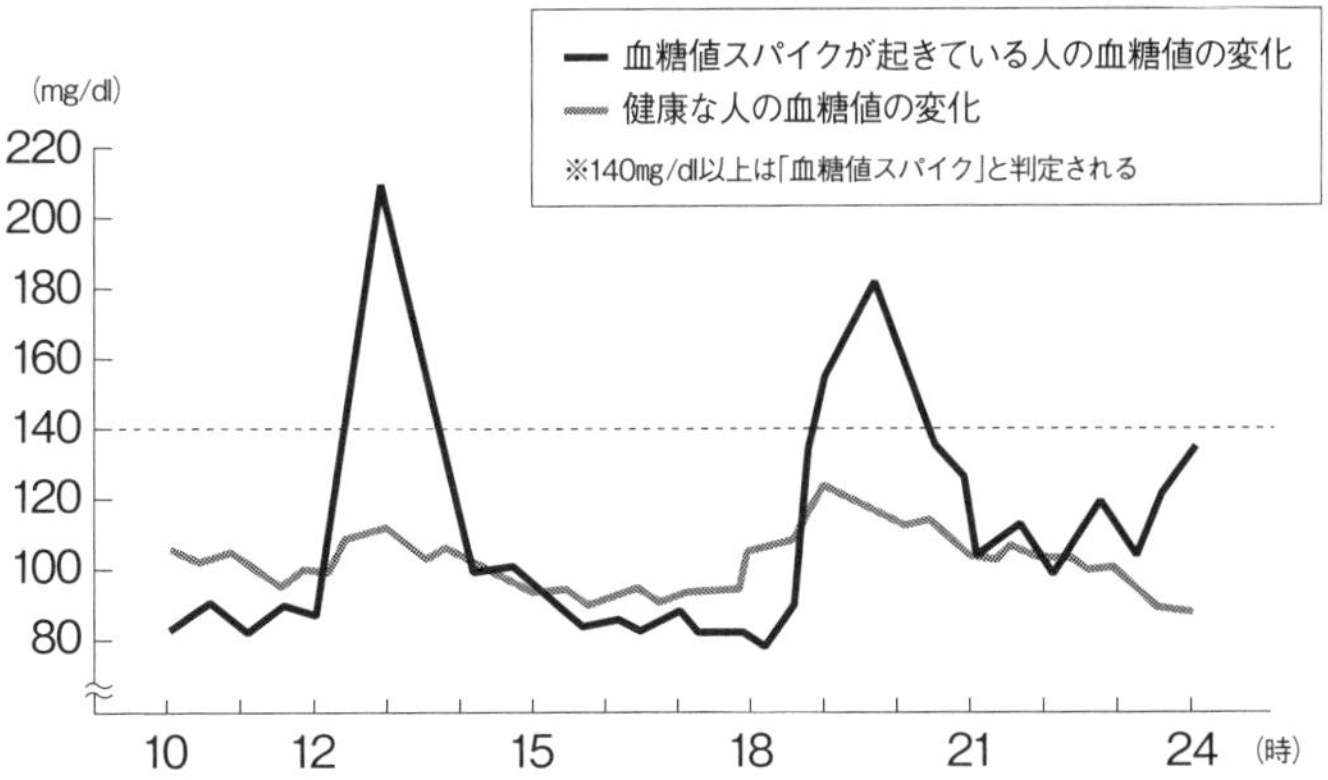

（NHKスペシャル「"血糖値スパイク"が危ない」HPより一部改変）

ヘモグロビンＡ１ｃはこうした影響をほとんど受けないために、信頼性が高い検査とされています。

ところが、ヘモグロビンＡ１ｃを測定して「正常」とされる人の中にも異常があることがわかってきました。食後の短時間に急激に血糖値が上昇し、また正常値に戻るというパターンをたどるという人たちです。

こうした人たちの血糖値の変動をグラフにすると、食後の血糖値が急に高くなってスパイク（くぎ）のようにとがった線を描くので「血糖値スパイク」と名づけられました。血糖値スパイクの人たちは、空腹時の血糖値はそれほど高くありませんし、ヘモグロビンＡ１ｃの値も正常なままなので、「問題なし」とされがちなのです（図13）。

このように食後の血糖値が急にピークに達すると、食後に眠気や頭痛などを感じることが多いようです。さらにこうした状態を放置しておくと、2型糖尿病（食べすぎや運動不足などで生活習慣の悪化が加わって発症）になるリスクが高くなります。

また、糖尿病と同様に体内の重要な血管が傷つけられ、心筋梗塞《しんきんこうそく》や脳梗塞だけでなく、がんや認知症のリスクも高まります。つまり、瘀血を進めてしまうわけです。

血糖値スパイクを予防するには、食後の血糖値を急激に上げないようにすることが大切になります。たとえば食後1時間の時間帯に甘いデザートなどをたくさん食べると、糖質が追加されて血糖値のピークが落ちず、高血糖状態が続くことになります。もちろん早食いやドカ食いも急激に血糖値を上げることになります。

よく噛まずに急いで食べると、十分な量を食べていても満腹感が得られず食べすぎになりがちです。

一方、食事と食事の間を空けすぎると空腹感が続き、反動でドカ食いして血糖値が急上昇することになりがちです。

食事は、会話を楽しみながらゆっくりと味わいたいものです。

運動不足は「命を縮める行為」

ＩＴ時代を迎えてビジネスマンの仕事は、１日中パソコン相手にデスクに座りっぱなしというスタイルが中心になってきました。電車の中や喫茶店、公園などで、椅子に座ったままひたすらスマホ操作に取り組んでいるという人たちがとても目立ちます。

運動不足は、血液の循環が悪くなるとともに間質の「水」の流れも悪くなり、新陳代謝が低下し、下肢《かし》のむくみや骨盤内鬱滞《うったい》などで瘀血が進みます。

運動不足と具体的な病気との関係について、いくつもの調査がおこなわれてきました。運動不足が肥満やメタボリックシンドローム、２型糖尿病、心血管疾患を増やして、死亡率を大幅に上げることがわかっています。

「１日９時間以上座っている人は、７時間未満の人と比べ、糖尿病のリスクが２・５倍高くなる」というデータもあります。

スウェーデンの研究で、座ってばかりいる生活だと、加齢とともに短くなる遺伝子の中の「テロメア」という部分がより短くなることがわかりました。

テロメアは細胞が分裂するたびに短くなることから「命の回数券」などといわれていま

す。喫煙やストレスで、テロメアが短くなることが指摘されてきましたが、運動不足はそれらと同じく**「命を縮める行為」**となってしまうわけです。

運動をすれば筋肉から熱が出るので誰でも体温が上昇します。体温が上がれば、血液中の脂肪や糖などの過剰な栄養が燃やされ、その代謝物として出てくる尿酸や乳酸などのゴミも排出されやすくなり、血液のクリーニングが促進されます。

さらに、運動をすることで体内の老廃物や栄養過剰物を片づける役割を持つ白血球もよく働くようになるので、いっそう血液が浄化されることになります。運動をすることによって、**血管の内側を修復するようなホルモンが出てくるので、血管を長持ちさせること**にもなります。

間質を流れる組織液などの「水」は順調に流れ続けることで健康を支えていますが、この「水」の流れをつくり出す「モーター」がありません。運動による外からの刺激が、「水」の流れをつくり出す大切な要素のひとつとなるのです。

逆に、運動不足になると体温が下がり、血行が悪くなり、白血球の働きも低下するので、「血」と「水」の流れの停滞＝すなわち瘀血の引き金となってしまいます。血管を修復するホルモンの出方が悪いために、血管の内側にカスが溜まって老化が早まります。

海外旅行などで飛行機に搭乗し、長時間同じ姿勢でいるときなどに「エコノミークラス症候群」というものを発症することがあります。この疾患は、動作が少なく長時間同じ姿勢でいると下肢（足）が圧迫され、血流が悪くなるために膝の裏あたりの静脈に「血栓《けっせん》（血のかたまり）」ができやすくなり、できた小さな血栓が血管を流れて肺まで運ばれ肺の静脈を詰まらせて発症します。

飛行機の中は普通、地上よりかなり気圧が低くなっているので、皮膚のすぐ下にある静脈やリンパ管が引っぱられる形になり、なおさら「血」や「水」の流れが悪くなりやすいのです。

しかし、この症状は飛行機のエコノミークラスでのみ起こる症状ではありません。ファーストクラスでも起きますし、列車旅行など長時間座席に座って移動するときや、オフィスでのデスクワーク、長時間の会議、劇場・映画館などでも発症します。また、大地震などの災害時に避難所や車の中で避難生活をしている人がエコノミークラス症候群にかかった例もあります。

日頃運動しているような人でも、ちょっと長い時間運動をやめるとエコノミークラス症候群のリスクが出てくるわけです。このようなリスクを避けるため、座っている人でも、30分に一度は短い休憩を入れて椅子から立って動くようにしてみてください。

一定時間だけ集中して運動をするより、じっと運動をしないでいる時間が長くならない

ように気をつけることが瘀血を避けるうえで大切なのです。

ストレスがもたらす自律神経の危機

ストレスや心配事の多い仕事を持っている方と出会うと、「肌の状態が悪いなあ」と感じることが少なくありません。私は日頃の皮膚科診療の中でも、心の問題をとても重視しています。

昔から「病《やまい》は気から」といわれるように、心の持ち方が健康を左右することが知られていました。皮膚科疾患ばかりでなく、ストレスはうつ病からがんまで、さまざまな疾患と関連しているといわれます。

たとえばアトピー性皮膚炎でひどい症状を呈して来院した患者さんに対して、ステロイド剤を使っていったんきれいにすると、患者さんには「現在のいい状態を続けたい」という気持ちが出てきます。その「うれしいわ」という気持ちが精神神経系を安定化させて免疫のバランスを取り戻して症状をやわらげていくわけです。

逆のことをいえば、お母さんが子どものアトピー症状を見て、「うわっ、たいへん!」といった対応をしたりしてはいけません。お子さんの心にダメージを与え、「治そう」という気持ちを損《そこ》なわせ、結果的に治りにくくさせてしまいます。

人の身体の各器官は、意思《いし》ではコントロールできない自律神経によって支配されていますが、自律神経には、昼間優位に働く交感神経と夜間に優位になる副交感神経があります。交感神経が筋肉の緊張や心拍数の増加など各器官の活動を増強するのに対して、副交感神経は活動を休止させ、消化液の分泌を促進して身体の再生をうながすように働く神経です。

交感神経と副交感神経は互いに補いあい各器官が最適に機能するように助けています。健康な身体はこの２つのバランスがうまく働いている状態です。

しかしストレスがあまりにも強くてイライラや興奮が長期にわたって続いたりすると、交感神経が全開となってこのバランスに乱れが生じ、血圧が上がって血管が収縮されます。そのため、「血」と「水」の流れも悪くなります。身体の各細胞に栄養素や酸素を届けたり、肌の組織をつくる線維芽《せんいが》細胞の活動が弱くなるので、肌が荒れるだけでなく身体の細胞全体にダメージを与えることになってしまうわけです。

ストレスで脳の視床下部《ししょうかぶ》という部分が刺激されると、副腎皮質《ふくじんひしつ》刺激ホルモンが分泌されます。副腎皮質からはいろいろなホルモンが分泌されますが、とくに「ストレスホルモン」といわれる糖質コルチコイドが分泌されます。

糖質コルチコイドは、ブドウ糖をつくったり、ブドウ糖を再合成してグリコーゲンにする作用、つまり糖質代謝に関わっているほか、抗炎症作用、抗アレルギー作用があり、炎症を抑えたり、白血球や抗体などによる免疫作用に関わった働きをしているホルモンです。

そのためストレスによって、血液中にコレステロールや中性脂肪、尿酸、赤血球、血小板などが増加してきて、血液がドロドロ、ベタベタになり、血栓ができやすい瘀血状態になります。

さらに糖質コルチコイドは白血球の中のリンパ球を溶解して、免疫力を低下させます。そのため、あらゆる病気にかかりやすくなるのです。

ストレスが溜まらないように適度に休みを設けたり、自分なりのストレス解消法を見つけることは、命と健康を守るうえで必要不可欠なことといえます。

「血圧が上がりやすい」性格の人へ

以前から、心臓病にかかりやすい「タイプA」という性格の人があることが指摘されてきました。1950年代の中頃、2人のアメリカの心臓病学者が心筋梗塞にかかりやすい人には性格や行動に特徴があるとして、これをタイプAというふうに名づけたのです。

タイプAとされるのは、こんな人でした。

・非常に競争的で野心的である
・早口でしゃべり、他人の話をしばしばさえぎる
・敵意を燃やしたり怒ったりすることが異常に多い

すなわち、潔癖主義、完璧主義、几帳面《きちょうめん》、負けず嫌い、正義感が強くまじめで手抜きできないという人たちです。先の心臓病学者は、タイプAとそれ以外のタイプBに分けて追跡調査したところ、タイプAの人は、タイプBの人の２倍以上も狭心症や心筋梗塞などの動脈硬化が原因の心臓疾患にかかりやすいことがわかったそうです。

怒りや敵意が動脈硬化を招きやすいのは、人間の昼間の活動を支配する交感神経を興奮させやすいためと考えられます。

昔から怒りを覚えてカッとすることを「血圧が上がる」というふうに表現してきました。怒りというストレスが脳の視床下部に伝達されると、交感神経が刺激され、副腎髄質からアドレナリンというホルモンが出てその分泌が活発化します。アドレナリンは血小板を刺激し、血液を固まりやすくするなど交感神経の興奮と同じ状態を引き起こします。

怒ると血圧が上がるのはこのためです。性格が心臓病や寿命と結びつくということはおおいにありうることだと思われます。

心配事ばかり多く、縮こまっているという人が大人にも子どもにも多くなっているよう

です。こんな人たちは笑顔をつくることがとても大事だと思います。

アトピーなどの皮膚疾患でも、ステロイド剤と漢方薬を併用し、食生活も改めるなど手をつくしたのになかなか改善しないという難治の患者さんにしばしばお目にかかります。多くは「自分は一生治らない」と思いこんでしまっているケースです。

「毎日笑って過ごせるようにしましょう」と提案すると、それだけで症状が改善することもあります。

それでも喫煙しますか？

長年皮膚科診療を続けていると、生活習慣の中で喫煙習慣ほど肌の状態を左右するものはないことを実感します。

かつて欧米でも喫煙は「おしゃれな習慣」として女性たちに広がっていました。ところが、喫煙する女性は顔のシワが増え、肌の色も悪くなることがわかってきました。喫煙者はタバコを吸わない人よりも、目元の「カラスの足跡」をはじめとするシワが多くなりやすく、肌の色も黄ばんだ生気のない色になりがちで、美容整形をおこなっても元通りになるのは困難という研究結果が報告されています。

実際の年齢より20年も老けて見えるという報告もあるそうです。

タバコにはビタミンCを破壊する作用があります。ビタミンCには、肌の色を黒くするメラニン色素の生成を抑える効果がありますが、タバコを吸うことでビタミンCが不足し、メラニン色素が沈着することで、肌の黒ずみとなってあらわれることが考えられます。

喫煙すると肺がんになりやすいことは、よく知られるようになりましたが、血管を老化させボロボロにする要因としても大きいということは、あまり知られていないようです。喫煙には血管を収縮させたり、血液を固まりやすくする作用があり、高血圧を進行させます。そして、タバコのニコチンは、コレステロールを酸化させて血管を傷つけます。

心筋梗塞の患者さんは、喫煙習慣がある例が少なくありません。手足に栄養を供給するさまざまな動脈が炎症により狭くなり、血液の流れが悪くなるバージャー病という病気は、ほとんどが喫煙者に発症しています。

さらに喫煙は糖尿病、骨粗鬆症、アルツハイマー病やその他の老化にともなう病気と密接なつながりがあることがわかっています。喫煙は、老化そのものを進行させるのです。肥満で中年の喫煙者は同年齢の肥満ではない非喫煙者に比べて、生物学的な老化が10年も早まっているという研究結果も報告されています。喫煙者の肥満はいっそう健康条件を悪くするようです。

「以前はヘビースモーカーだったけど、身体が心配になってきっぱりとタバコをやめた」という人に会うことがよくあります。この方たちを以前と比較するとほとんどの方は必ずといっていいほど肌のシミが減ってきれいになっているのを感じます。思い立ったらすぐにタバコをやめることをおすすめします。

酒は「薬」より「毒」になりやすい

１９９５年までギネスブック公認の人類の世界最長寿者とされていた鹿児島県徳之島《とくのしま》出身の泉重千代《いずみしげちよ》さんは１１６歳で亡くなる直前まで焼酎の晩酌を欠かさなかったといわれます。昔から「酒は百薬の長」といわれてきましたが、上手に飲めば、確かに飲酒は心血管疾患の予防効果があるようです。

いくつもの調査の結果でも、「ほどほどのお酒を毎日飲んでいる人」が、飲みすぎの人やまったく飲まない人より死亡率が低いことがわかりました。ただし、その「ほどほど」の量は、アルコール量にして、約12グラム相当です。これはお酒の種類に応じたそれぞれの標準グラスに1杯という量になります。すなわちワインならワイングラス1杯、ビールならタンブラー1杯、ウイスキーならショットグラスで1杯ぐらいが適量だということで

図14▶アルコール消費量と生活習慣病リスク

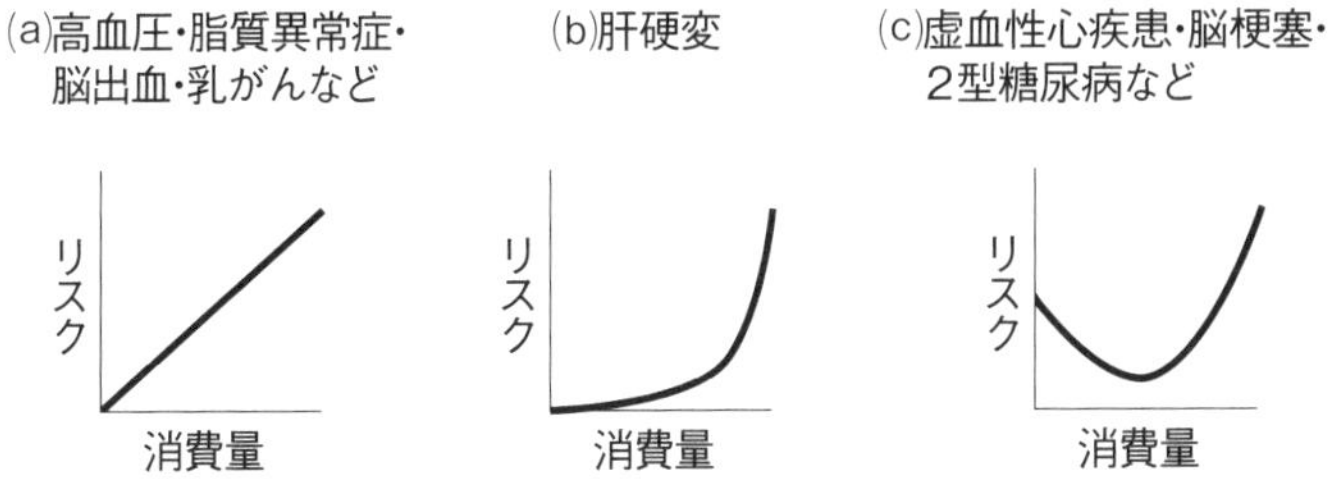

（厚生労働省eヘルスネットHPより一部改変）

す。飲んべえのみなさんにはとても「ほどほど」とは思えない少なさかもしれません。

ある疾患にかかるリスクと飲酒についての興味深いグラフがあります。飲酒量を横軸に、死亡率を縦軸にとると、「Jカーブ」というものができます（図14）。つまり、ワインをワイングラスに1杯程度の「**適量**」を飲む分には死亡率が最も下がりますが、**一定量を超えてくると、死亡率が上がってくること**が示されるのです。

「毎日1杯のワインが心臓を健康にする」ともいわれる所以です。

飲酒による健康障害としてよく聞くのは、「脂肪肝」や「中性脂肪過多」などです。中性脂肪が多すぎると、善玉コレステロールを減らしたり、悪玉コレステロールを小型化させ、超悪玉コレステロールを生み、その結果動脈硬化という瘀血体質を進行させます（図14(a)）。

とくに日本人は欧米人に比べ、遺伝的にアルコールに弱い人が多いことがいわれています。飲酒で顔が赤くなるタイプの人は、がんの発症リスクが高いといわれます。こうした人たちは体内でアルコールが分解されて、「アセトアルデヒド」という発がん性物質がつくられやすいと考えられているのです。赤くなるのはアセトアルデヒドに関連して、顔などの毛細血管が拡張するためです。

日本のビジネスマンの中には、「昔はすぐに顔が赤くなったのに、仕事のつきあいで鍛えられて飲めるようになった」という人が少なくありません。アルコールが飲めるようになってもアセトアルデヒドの毒性が消えるわけではありません。注意が必要です。

あなどれない「冷え」

アトピー性皮膚炎などの皮膚疾患で受診する若い女性の患者さんは同時に、肩こりや頭痛、月経不順などの症状を併せ持っていることが少なくありません。さらに「身体が冷える」という訴えも持っていることが多く見られます。

これらはいずれも東洋医学の瘀血の症状と重なります。「血」と「水」の滞りや汚れが潜《ひそ》んでいるわけです。

西洋医学では「冷え」が大きな問題となることはありません。ですから、冷えが身体に及ぼす影響も見落とされがちです。ところが、東洋医学では冷えやすい体質を「冷え症」と呼び、病気のひとつと見てきました。

人間などの哺乳類は恒温《こうおん》動物といわれ、生体はいつも体温を一定の温度以内に保つようなしくみが働いています。健康な人間の体温は常に36〜37℃に保たれているのです。風邪などで40℃を超える熱を出すことはありますが、それだけでは生命に関わることはありません。しかし、逆に30℃近くまで下がると、命が危なくなります。

人体内で栄養や酸素などが代謝される化学反応は平均体温の36・5℃くらいのときに最も順調に働くようになっているので、体温が低下するとその化学反応が十分には営《いとな》まれなくなってしまうのです。糖や脂肪が燃えにくくなり、代謝で出てきた尿酸や乳酸などの老廃物もよく処理されなくなってしまいます。

こうして血液や間質の組織液という「水」が汚れて瘀血状態を招くというわけです。

多くの病気の罹病率《りびょうりつ》や死亡率は冬に高くなるといわれます。「冷え」が病気を招き、悪化させやすいためといえるでしょう。いくつかの動物実験で、**免疫機能はその動物にとって最適と考えられる体温よりも低温になったときに低下することが示されています。**

東洋医学でいう「冷え症」には2つのタイプがあると考えられます。ひとつは身体の熱をつくり出す能力が低いために全身を温《あたた》められないタイプです。比較的体力がなく虚弱体質の人に多く、疲労、老化、胃腸の弱りや無理なダイエットなどのために体力が低下し、熱をつくり出す力が弱くなっているのです。

そしてもうひとつは、熱自体はつくり出せているけれど、全身にうまくめぐらせることができないというタイプです。これは「血」と「水」が滞って流れない瘀血が招く冷えで、冷え症に悩む女性の多くはこのタイプです。つまり、瘀血が冷えを招き、冷えが瘀血を進行させるという悪循環により、血行の状態を悪くしてしまうのです。

睡眠不足が毛細血管にダメージ

現代は「24時間社会」ともいわれ、睡眠不足や睡眠障害の人が溢《あふ》れています。人は睡眠時間が減ると思考能力は低下するばかりでなく、体調も崩すのが普通です。かつてヨーロッパで眠りを絶つ実験がおこなわれました。時間が経過するとともに体重はどんどん減少して、最後に体温が下がり、免疫力も低下していったとのことです。

よく「ぐっすり眠ったので疲れがとれた」という人がいます。眠っている間に血液内の老廃物が処理され、瘀血が改善されていったことを実感しているのでしょう。眠っている間に細胞の修復をうながす成長ホルモンが分泌され、全身状態を回復させることができるのです。

とりわけ毛細血管は睡眠中に修復されるといわれます。ところが睡眠時間が短ければよく修復されないため、毛細血管が消えてしまうゴースト血管（26ページ参照）、さらに間質の「水」の環境が改善されないなどの問題が広がっていきがちです。

毛細血管は昼間優位になる交感神経が働いているときは引き締まり、夜間優位になる副交感神経が働いているときは開いています。ですから、睡眠中は毛細血管が開いて血行がよくなるし、睡眠時間が足りなければ血行が妨げられることになるわけです。

きちんと睡眠をとることは、瘀血を遠ざける基本です。ストレス対策をしっかりしたうえで、正しい睡眠をとることが瘀血を遠ざけるうえでとても大切です。

環境汚染が悪化させる体内汚染

２０１８年、世界保健機関（ＷＨＯ）は、「ＰＭ２・５」などによる大気汚染が世界的に拡大を続けていることを警告する声明を発表しました。肺がんや呼吸器疾患などで年間約

700万人が死亡し、世界の約90%が汚染された大気の下で暮らしていると述べています。とくにアジア・アフリカなどの発展途上国は、こうした大気汚染による死者の90%を占めるとしているのです。

日本では毎年4~5月、中国の黄土地帯から強風に乗って飛んでくる黄砂《こうさ》がよく観測されます。黄砂の身近な影響としては、洗濯物や車が汚れるといったことがよく挙げられますが、健康被害も考えなければなりません。

2011年、大分県立看護科学大学の生体反応学教室では、アトピー性皮膚炎を起こしやすくしたマウスを使った実験で、中国の砂漠で採取した砂を塗ると、アトピーがより増悪するという報告をしています。

環境汚染が進む現代では、細胞と細胞の隙間にある組織液という「水」に「泥《どろ》」、つまり汚染された物質をもたらし、瘀血を促進させるのではないかと考えられる要素がますます増えているように感じられます。

自動車の排気ガスや工場からの煤煙《ばいえん》などからの有害物質は、肺を通して直接、血液に入り、血液を汚します。水道水の塩素やそれが化学変化して発がん性を持つトリハロメタン、野菜などに残留する農薬、加工食品の中の合成着色剤や保存剤、化学薬品など、われわれの周囲には血液を汚し、瘀血を起こす物質が溢れているといわなければなりません。

体内に蓄積が進んでいると考えられる有害物質は、カドミウム、水銀、ヒ素、アルミニウム、鉛、ベリリウムなど枚挙にいとまがありません。

季節の変化や気象などの自然環境が、瘀血やそれにともなう疾患のリスクを高める可能性もあります。気象条件の影響を受けることでいちばん大きな問題になりそうなのは、循環器系の病気です。

昔から死亡統計などを見れば、冬に心臓病、脳卒中が多いことは明らかです。一方、最近では夏の猛暑の気象下でも冬と同じく血圧が上がりやすくなり、脳梗塞や心筋梗塞の発症が増える傾向が見られます。

こうした「血」や「水」の健康と気象との関わりについて研究する「気象医学」というジャンルが生まれています。

第4章

皮膚が悲鳴をあげている！

「水」の汚れで大事な「メッセージ物質」が届かない！

かつては人間の身体は脳が全体の司令塔となり、他の臓器はそれに従って機能するものと思われていました。ところが、最新科学は、身体の中の細胞と細胞、臓器と臓器の間を「メッセージ物質」というものが直接情報をやりとりしながら身体を成り立たせていることを見つけたのです。

人体をつくっている細胞と細胞の間のスペースは間質《かんしつ》と呼ばれますが、そこを流れている組織液という「水」の中がそのメッセージ物質のやりとりの場にもなっています。間質の汚れが進めばこのメッセージ物質が届きにくくなるために細胞が誤作動することになり、病気のリスクが高まってくるわけです（図15）。

たとえば、ご飯を食べすぎたとき、エネルギー源の脂肪を蓄える役割を持つ脂肪細胞から神経伝達物質のレプチンという物質が「エネルギーはもう十分溜まっているよ」というメッセージを出します。メッセージは血流に乗って脳をつくっている神経細胞（受容体）に届き、これを受けとった脳から食欲を抑える指令が出てくるのです（図16）。

メッセージ物質というものの存在がわかってきたことから、医療はすっかり変わろうと

図15▶瘀血状態の間質と瘀血のない間質

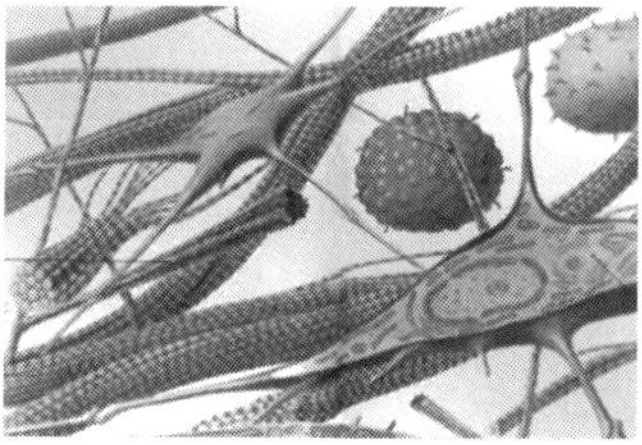

瘀血のない「水」（間質）の中では「つくり手細胞」（P.91参照）もきちんと働く

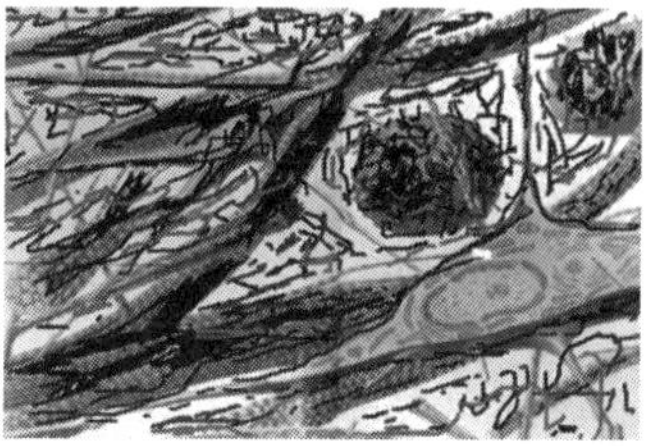

瘀血状態の汚れた「水」の中では細胞の働きに障害が出る

（和気健二郎『細胞と組織の地図帳』講談社より一部改変）

図16▶神経伝達物質レプチンが働いて適正体重を維持できる

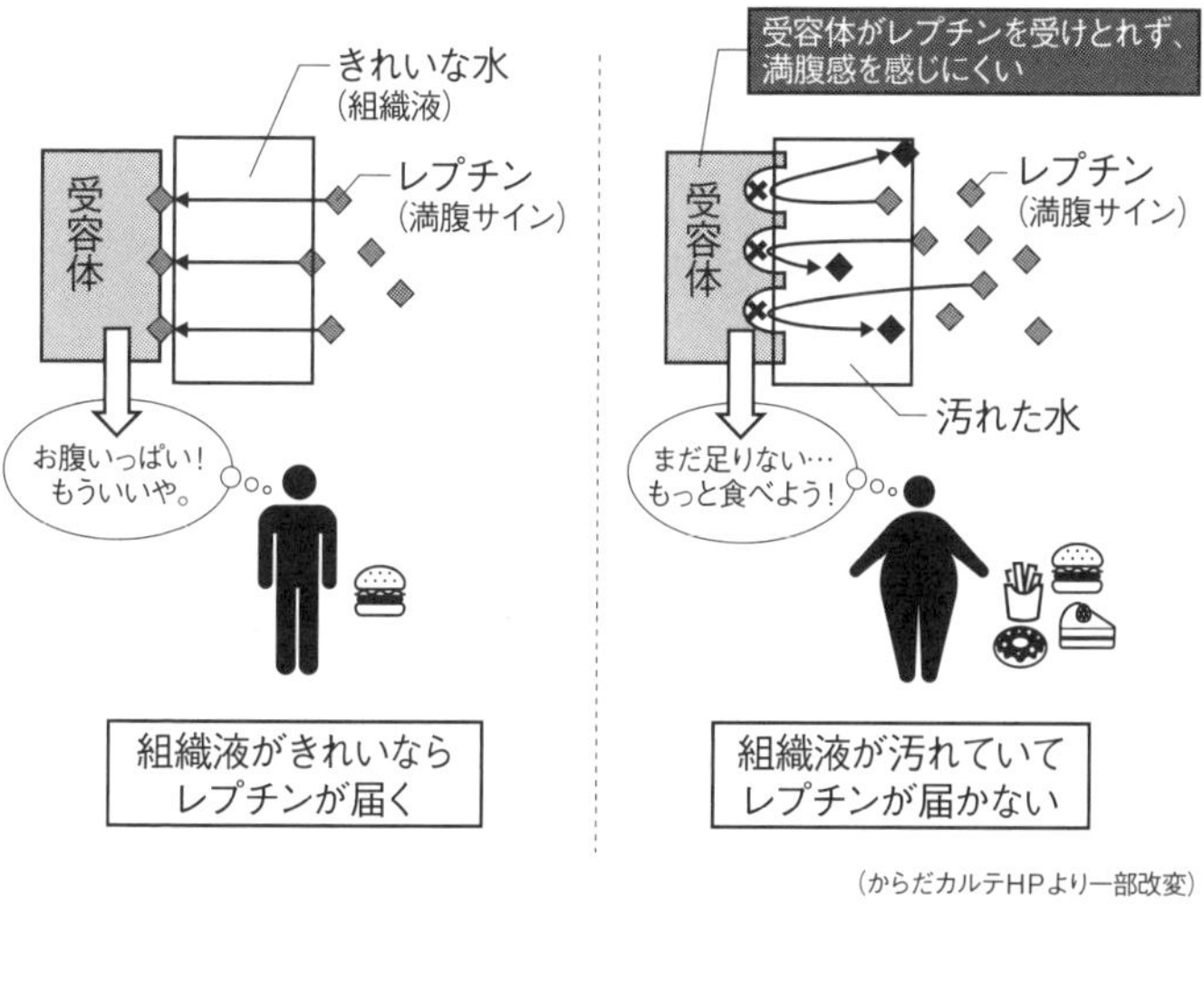

（からだカルテHPより一部改変）

しています。これまでは肝臓がんなら肝臓、肺炎なら肺というふうに病気になったそれぞれの臓器を診《み》ることが医療の中心でした。これに対して、ある臓器にできたがん細胞が出すメッセージ物質を解読すれば、他のどの臓器に転移しようとしているかがわかり、転移を抑えられるかもしれないというふうに考えられるようになっています。

こうしたことから**間質の「水」が汚れて瘀血《おけつ》状態になることでメッセージ物質が届きにくくなれば、臓器同士の連絡が絶たれて、正しい指令が届かず細胞が誤作動することにな**るわけです。

たとえばご飯を食べたのに、胃の細胞が「お腹がいっぱいになった」と認識できず食べすぎて、肥満に結びついたりすることになります。一方では、風邪を引いても免疫細胞が働き出さず、なかなか治《なお》りにくいということも起こります。

こうした誤った作用をさせないように、常に順調に「水」が流れるように考えたライフスタイルをつくっていくことが、末永い健康を支えることになるのです。

「皮膚は内臓の鏡」

瘀血は「痛み」「しこり」や皮膚の「黒ずみ」、精神症状、高血圧や糖尿病など生活習慣病などとてもたくさんの健康問題を引き起こします。中でも皮膚は瘀血のシグナルがあらわれやすいところです。

慢性皮膚疾患《しっかん》で受診する患者さんは、たいてい瘀血を持っています。そして、皮膚科を受診する患者さんは、皮膚症状の訴えのほかに、瘀血が関連していると考えられる冷えやむくみ、月経不順、月経困難、イライラ、のぼせ、肩こり、さらに精神障害などを併せ持っていることが少なくありません。

皮膚は身体と外界との境界面にあり、いろいろな働きがありますが、なんといっても注目したいのは防御機能でしょう。

皮膚は大気中の細菌やウイルス、ホコリ、日光など、刺激を直接受けとめ、身体を守っています。また、発汗などにより体温の調節で水分を調整したり、垢《あか》などで老廃物を排泄するなど、大切な働きをしています。

このような種々の働きをするために、皮膚はありとあらゆるところとつながっています。中でも皮膚への直接的な影響を与えているのは、微小循環系です。ごく細い毛細血管レベルの血流により栄養素が届けられ、老廃物を運び出してもらっています。

前にも述べましたが、毛細血管と表皮は直接つながっているわけではなく、毛細血管の穴から出た血漿《けっしょう》が組織液である「水」になって、表皮にまで酸素や栄養素を届けるわけです（34ページ　図6参照）。

この微小循環系はまた、神経系・免疫系・内分泌系という相互に密接につながりあったシステムとも関わっています。これらのシステムがバランスよく動いているときは、肌の調子もよくなります。

ですから、身体全体が元気であれば、皮膚も元気というわけで、この逆も成り立ちます。このことから、昔から「皮膚は内臓の鏡」といわれてきました。内臓に異常があるときは、皮膚の色やつやなどに変化があらわれやすくなります。

私は慢性皮膚疾患に取り組んできた結果、このような身体全体の健康度、皮膚疾患の発症と全身との関わり、体内の「水」の流れとの関わりに注目することになったのです。

肌のターンオーバーを妨げるもの

皮膚は、外側から「表皮」「真皮《しんぴ》」「皮下組織」の3層構造となっています。

表皮の厚さはほんの0・1〜0・3ミリですが、この中にも表皮細胞（ケラチノサイト）、メラニンをつくるメラノサイトという色素細胞、アレルギーに関係するランゲルハンス細胞という3つの細胞がぎっしり詰まって「細胞の砦《とりで》」のようになっています。

これらの細胞は紫外線やウイルス、細菌といった異物が体内に侵入するのをがっちり阻止したり、体内から水分が蒸発したりするのを防ぐ「バリア機能」を形成しているのです。

表皮の下側にある真皮の厚さは2～3ミリ程度で、表皮の約10倍の厚みがあります。ここには栄養の補給源である毛細血管や神経が張りめぐらされています。

これらを支えるのはコラーゲン（鉄骨のように組織の形を保つ線維）と、エラスチン（ゴムのように弾性を与える線維）と結合組織です。その隙間を流れる組織液という「水」はヒアルロン酸などの栄養物質を含んでいて、肌の張りや弾力を与えると同時に、外からの衝撃や刺激をやわらげるクッションのような役割をしています。

身体の細胞は神経細胞を除いて、一定のサイクルで次々と新しい細胞に生まれ変わっています。皮膚の細胞も同じで、表皮はおよそ4週間周期で生まれ変わります。これを「ターンオーバー」といいます（図17）。

ターンオーバーは、表皮のいちばん下の基底層から始まります。基底細胞は19日に1度、2個に細胞分裂します。1個はそのまま基底細胞としてとどまりますが、もう1個はすぐ上の有棘層《ゆうきょくそう》、顆粒層《かりゅうそう》へと押し上げられていきます。顆粒層までで約2週間かかります。

いちばん上の角質層に達した細胞は、核のない「角化」の状態になっています。そして、さらに上へ上へと押し上げられ約2週間後にはいちばん外側から垢となってはがれ落ちま

図17▶**皮膚のターンオーバーのしくみ**

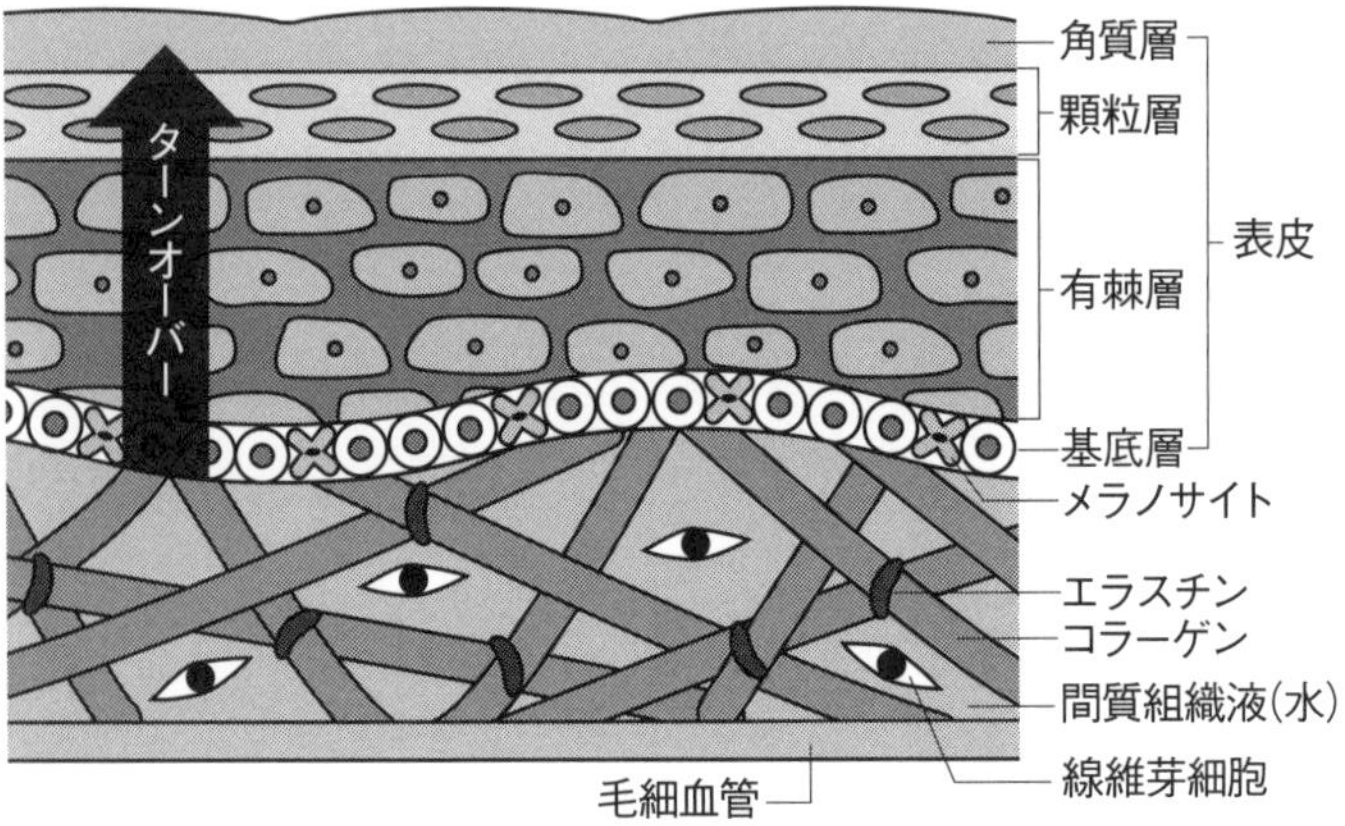

(スキンケア大学HPより一部改変)

す。

表皮の下にある真皮層の毛細血管により栄養や酸素が行きわたり、これを組織液という「水」が届け、さらに「水」が表皮から老廃物を回収してリンパ管に持っていくことでターンオーバーが規則正しく進み、健康な肌が保たれるのです。

しかし、この「水」が滞《とどこお》ったり汚れたりする瘀血の状態が生じれば、新しい細胞をつくるための酸素や栄養が、新しい細胞をつくる真皮の現場にまで十分届かないということになります。

表皮細胞のターンオーバーが鈍《にぶ》くなり、肌に古い角質が貼りついて肌表面がこわばってきます。当然、皮膚を支えている線維組織にも十分な栄養が行かなくなるため、シミ、シワ、たるみ、くすみなど、肌の劣化が進みます。

シワ・たるみ問題の真相

女性にとっての大きな悩みである皮膚のシワやたるみなどは、主に加齢にともなって真皮の構造が変化することによって起こると考えられます。

真皮の細胞の外でそれを支えているのはタンパク質のひとつであるコラーゲン、コラーゲンを支える弾性線維のエラスチン、保湿成分のヒアルロン酸といった成分です。これらの成分をつくり出すのは間質の組織液である「水」の中に存在するつくり手細胞の「線維《せんい》芽《が》細胞」といわれる細胞です。

加齢とともにシワやたるみができるのは、この線維芽細胞の働きが衰えてくるからと考えられます。線維芽細胞は細胞が栄養を代謝して出てきたゴミを食べて分解してしまう「お掃除細胞」としての働きも持っています。

繰り返しますが、毛細血管に来た栄養が表皮細胞に届き、肌のターンオーバーを支え続けるのは、間質の組織液である「水」の流れがあるからです。さらにつくり手細胞である線維芽細胞はきれいな「水」の中でこそ働くことができるし、「水」の流れの刺激を受けて活発に働くことがわかっています。健康な肌づくりは「水」の流れを抜きに考えることはできません。

一方、皮膚にシワができるのは、多くは加齢により線維芽細胞が真皮の成分をつくるための栄養を運ぶ毛細血管の数が減ってきたり、毛細血管から酸素や栄養素を表皮に運ぶ組織液である「水」の流れに異常が生じるためだったのです。

加齢にともない毛細血管は減っていき、目尻の毛細血管などは、70代なら30代のおよそ半分になってしまいます。加齢にともない表情筋に疲れが出てくるうえ、「水」の流れが悪くなることが決定的なダメージを与えることになります。

もうひとつ加齢とともに目立ってくる主なシワは、口のまわりにできるほうれい線です。これも毛細血管の減少によって栄養が届かなくなって起こる皮膚のたるみと口輪筋《こうりんきん》という筋肉の疲れで起こります。

しかし、シワができるのは「年のせい」ばかりではありません。ひとつの要因は、紫外線です。過度の紫外線に長時間さらされると毛細血管が傷つき、血漿が過剰に漏れてしまい水疱《すいほう》があらわれます。

さらに、活性酸素が発生し、皮膚細胞の遺伝子を損傷したり、メラニン色素を増産し、真皮のコラーゲン線維やエラスチン線維を破壊して、「菱形皮膚《りょうけいひふ》」と呼ばれる深いシワをつくってしまうのです。

長年日光にさらされながら仕事をしてきた農家の方々や漁師さんたちによく見られる特徴的なシワがこれです。

「水」の流れが悪くなると弾力線維もコラーゲンも変性しやすくなり、また修復してくれる細胞も弱ってきます。いつも眉間《みけん》にシワを寄せてしかめっ面をしていると、修復が効かずに、本当のシワになっていきます。

対処法としては、顔面の下の「水」を流すためのフェイスマッサージをしたり、顔の筋肉を動かす「顔ヨガ」などで流れをよくすることで栄養が行きわたり、修復細胞が活発化し、シワが予防できます。

メラニン処理が追いつかなくてシミに

加齢にともないくすみやシミ、ホクロなどが目立つようになってきます。シミの種類やシミができる背景にはいろいろありますが、多くのシミはメラニンという褐色《かっしょく》の色素によるものです。

表皮の中でいちばん下層の真皮に近い基底層には、メラニンをつくるメラノサイトという色素細胞が存在します。メラノサイトは通常、紫外線や皮膚の炎症などがあると皮膚を守るためにメラニン色素をつくります。

子どもの頃は紫外線を浴びても、皮膚のターンオーバーによってできたメラニンはどんどん捨てられていました。また、紫外線を浴びたときだけメラニンをつくるという「受注生産」なので、シミができにくく、溜まりにくかったのです。

そして、ある程度の量の紫外線を浴びると、メラノサイトがメラニンを過剰に生産するようになります。若いうちは線維芽細胞やマクロファージ、つまり間質の「水」の中にいる「つくり手」や「お掃除屋さん」が皮膚の真皮に散乱したメラニン粒子を処理する働きが活発なので、シミもできにくい状態が続きます。

ところが、加齢とともに「水」が汚れてきて流れが悪い瘀血の状態になると、免疫細胞のお掃除力が弱ってきます。その結果、メラニンの在庫がどんどん多くなっていき、ターンオーバーによる排出が間に合わなくなってしまうのです。シミや日光黒子《ほくろ》というホクロが増えてくることになりがちなのはこの原理によるものです。

メラノサイトでのメラニン形成は皮膚が黒化するという問題だけではありません。メラニンの過剰蓄積はやがて日光角化症や悪性黒子という「前がん症」に結びつくことがあり、さらに皮膚がんに進行する恐れもあるのです。

かつて若い女性が日焼けサロンで顔を真っ黒に焼くことを競い合う「ガングロブーム」などというものがありました。むやみやたらに紫外線を浴びることは、毛細血管を破壊し、「水」の流れに異常をきたす危険な行為であることを認識していただきたいものです。

また、中高年女性に目立ってくるのは、「肝斑《かんぱん》」と呼ばれるシミです。顔の目の周囲から頬の両側にかけての皮膚にできるシミのひとつで、形状が肝臓に似ていることからこの名がつきました。

肝斑も、冷えや生理不順など女性特有の瘀血状態が強まったときに生じがちになります。

乾燥肌に悩むとき

秋から冬にかけて空気が乾燥する季節には、多くの女性が乾燥肌に悩まされます。ファウンデーションがうまくのらなかったり、ひび割れたり、足のカサカサ、かゆみと、乾燥は肌の大敵です。

シワの中でも小ジワは乾燥によってできると考えられます。もちろん男性の中にも乾燥肌に悩まされる方は少なくないでしょう。毛細血管に流れる血液は水分を運んできて、先端の「穴」により間質との間で「水」を出入りさせていますが、加齢や悪い生活習慣などにより、毛細血管の数が少なくなったり、血の流れが悪くなり、当然「水」の出入りは減ってしまうわけです。

東洋医学では肌の乾燥が起こるのは、身体の栄養を支える「血」が不足した「血虚《けっきょ》」という状態により、水分の不足が生じたためと考えます。女性の月経時の出血や胃潰瘍《いかいよう》、痔《じ》などにより「血」が失われたり、慢性の病気の影響で血虚に陥《おちい》る方が多く見られます。

「血」や「水」の流れに異変が生じると、瘀血と同じように、栄養や水分を全身にめぐらせることができなくなります。新陳代謝《しんちんたいしゃ》もスムーズにいかず、皮膚のターンオーバー機能も衰えてきます。

血虚による乾燥症状は年齢とともに目立つようになり、入浴後などでも肌がカサカサしたり、爪が割れやすい、髪が抜けやすいなどの症状を覚えることがあります。水が不足すると肌が潤《うるお》いを保てなくなるだけでなく、顔、手足がほてることもあります。

また、こむら返り、目のかすみ、動悸《どうき》、不眠などの症状をともなうこともあり、集中力がないという精神症状もともなったりします。

目、鼻、口、のど、胃、腸、膀胱《ぼうこう》、子宮、膣《ちつ》、肛門など身体のあらゆる部位にある粘膜には、毛細血管が発達しています。粘膜がいつも湿り気を保っているのは、毛細血管が水分を運んできてくれているからです。

ところが、毛細血管が衰えてくればそこから出てくるべき血漿も減るので、粘膜に「水」が十分行きわたらず、乾燥してきます。粘膜の潤い不足は、ドライアイ、充血、目ヤニの増加、鼻炎、鼻血が出やすい、気管支炎、風邪を引きやすい、口内炎、ドライマウス、歯肉炎、胃もたれ、胃炎、下痢、便秘、膀胱炎、膣炎、性交痛、痔などいろいろな障害に結びつきます。

バラバラの場所で起こるのでそれぞれまったく別物の症状に思えますが、ドライアイを持つ人は口の中が乾くドライマウスをともないやすいというように、これらはすべて毛細血管と「水」の流れの衰えとしてつながりあっているわけです。

また、健康な粘膜は細菌やウイルスなどが体内に侵入するのを防ぐ働きがあり、粘膜が不健康な状態に陥れば、当然免疫力は低下します。

「水」の流れをよくすることは、粘膜を強くし、病気に負けない身体を手に入れることにつながるのです。

大人のニキビは身体のＳＯＳ

ニキビはわが国では９割以上の人が経験する悩みです。皮脂腺が何らかの原因で詰まってニキビ菌が増殖し、炎症を起こした状態をニキビと呼びます。ニキビというと青春期の象徴というイメージがありますが、実際は小学校高学年から更年期まで続くことが多く、一生悩まされるものといっても過言ではありません。

ただ、青春期のニキビと大人になってできるニキビとでは、少々タイプが違うようです。思春期に起こり、青年期過ぎに自然に軽くなるニキビは「尋常性《じんじょうせい》ざ瘡《そう》」といいます。

一方、20歳以降のニキビには、体内に入った糖質の処理がうまくできなくなるインスリン抵抗性など、全身性の代謝異常が関連する可能性が考えられます。

このタイプのニキビは将来2型糖尿病を発症するリスクが高いとされるようになってきました。大人のニキビは身体のSOS信号で、瘀血の関与がより強くなります。

一方、女性の黄体期（排卵後から次の月経までの期間）から月経期は「瘀血体質」になる時期ですが、色素沈着やニキビが起こりやすいことが統計的に明らかになりました。とくに、月経トラブルがあると色素沈着が生じやすく、ニキビが多い人ほど色素沈着も生じやすいのです。このニキビは額部や頸部《けいぶ》外側にあらわれる傾向があります。

しかし、いずれのタイプのニキビにしてもおおもとに瘀血があるわけですから、生活習慣と深く関わっています。**ニキビは生活が乱れていたり、強いストレスを受けたとき、胃腸の調子が悪いときなどに出やすくなります。**まさに身体の中の「ゆがみ」が皮膚にあらわれる代表的な症状が、ニキビなのです。

かつてはニキビの治療は炎症病変に対する抗菌薬しかありませんでしたが、近年、炎症が生じる前段階で治療する薬剤が登場し、治療法が大きく変化しました。

一方、私は瘀血治療に用いる漢方薬がニキビの改善に役立った例を数多く経験しています。同時に睡眠と休養を十分にとり、野菜をたっぷりとり、適度な運動を続けるなど、「血」と「水」の正しい流れを取り戻すようアドバイスしています。

アトピー性皮膚炎などアレルギー体質の人へ

アトピー性皮膚炎は、強いかゆみとグジュグジュした、あるいはカサカサした湿疹《しっしん》が、あるときは悪化し、またあるときは改善を繰り返し、患者さんを悩ませる皮膚疾患です。かゆみはとてもつらくて、かきむしったりすることが多いので皮膚に傷ができたり、出血したりすることになります。かいた刺激で炎症がますますひどくなり、さらにかゆみが強くなる悪循環に陥ってしまいます。そして慢性化すると、皮膚のきめが粗《あら》く硬くなってしまう「苔癬化《たいせんか》」という症状を呈します。

アトピーの治療には、炎症を抑えるステロイド外用剤や免疫細胞から出てくるヒスタミンというかゆみのもとになる物質を抑える抗ヒスタミン薬というものが使われるのが普通です。しかし、苔癬化が起こるような段階になるとなかなかこれらの治療も効きにくくなり、患者さんがさらに大きな苦痛を覚えることになります。

アトピー性皮膚炎の炎症は血管内皮細胞から炎症性サイトカインというタンパク質が分泌されることによって起こるものと考えられています。生体内ではウイルスなどの外敵を見つけると、免疫機構がサイトカインという武器などを繰り出してこれを撃退しようとします。

これらの武器が本来の敵ではないものにまで過剰反応して発射され、生体自身にダメージを与えるのが、アトピー性皮膚炎などのアレルギー疾患です（図18）。

アレルギー体質と呼ばれる人は、これらサイトカインをはじめとするアレルギーを起こす細胞をつくりやすい体質を持った人といえるでしょう。アレルギー体質の人が増えているのは、瘀血の人が増えてきたためと考えられます。

考えてみれば、アトピーと同じアレルギー性疾患のひとつである花粉症も、かつては世界中でほとんど見られなかった病気です。

日本の杉花粉症は、日本で杉を植林して杉の人工林を増やしすぎたためといわれます。しかし、たとえば屋久島《やくしま》の屋久杉は何千年も昔からありましたし、日光街道の杉並木は江

図18▶**アトピーの悪化と改善の要因**

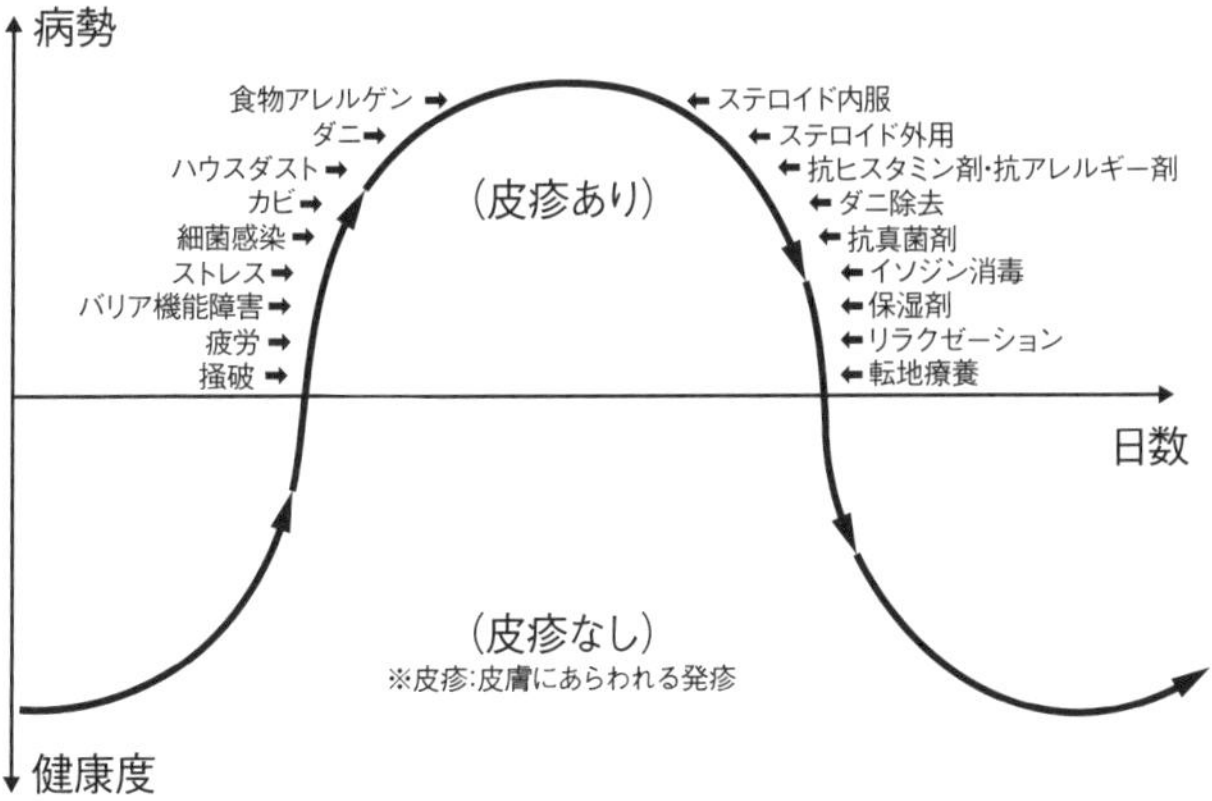

（著者提供）

戸時代に整備されました。ここ40～50年くらいの間に杉花粉症が急に増えてきたのは、杉花粉をアレルギー源にしてしまう何か他の要因があったとしか考えられません。

それは生活環境が大きく変わり、アレルギー体質＝瘀血体質の人が急に増えてきたからではないでしょうか。

これまで東洋医学の学会では、アトピーの治療に瘀血を治す「駆瘀血剤《くおけつざい》」といわれるグループに入る漢方薬を用いたり、瘀血を招くような生活習慣を改善することで、治療成果を上げたという報告がたくさんなされてきました。

「血」と「水」の汚れと滞りを改善していくようなアプローチが有効であることを示すものです。

薄毛や脱毛への処方

昔に比べて40代、50代で髪が薄くなる「薄毛」「若ハゲ」の人が多くなってきたように思われます。「薄毛は遺伝だから仕方ない」と考える人は少なくありません。

確かに親兄弟などに薄毛の人がいると、薄毛になる可能性も高くなってしまうようです。しかし、脱毛症の要因は他にもさまざまあって、遺伝だけですべてが決まるものではありません。

髪のことを東洋医学では「血余《けつよ》」といいます。東洋医学でいう「血《けつ》」は、血液の意味も含んでいます。「血余」の「余」は余裕のことです。「血」が不足し、循環が悪くなると、髪を美しく保つことができないことは古くから知られていたわけです。

最近、薄毛の人が増えてきたということは、生活習慣の変化から「血」と「水」の滞りである瘀血が増えているためかもしれません。頭皮も皮膚の一部なので、頭皮の毛細血管が劣化して血流が悪くなると、毛母細胞に栄養素が行きわたらず、髪のパサつき、フケ、抜け毛、白髪、薄毛など地肌や髪の老化が進むわけです。

日本に薄毛が増えていると考えられる理由のひとつは食生活の欧米化です。肉など脂肪分の多い食事は、血液成分に影響を及ぼし、頭皮の機能を低下させるといわれます。

髪は、80～90％のタンパク質のほか、脂質、微量元素、12～13％の水分で構成されています。大部分を占めているタンパク質はケラチンと呼ばれるものです。**髪が育つためには、脂肪はなるべく避ける一方、タンパク質はきっちりとったほうがいいということになります。**

　昔から伝えられるように、ワカメやコンブなどの海藻類も髪を育てるうえでよい効果を与えると考えられます。**髪の栄養に欠かせないミネラル分を豊富に含んでいるからです。**ほかにも、貝類などに含まれる亜鉛《あえん》や銅、また卵、レバーに含まれる鉄分などのミネラルも必要になります。

　また、タンパク質の吸収を助けるビタミンCのほか、マグネシウムなども髪を育てるのに有効な栄養です。当然これらの栄養は血流にのって運ばれてきて、最終的には間質の組織液である「水」によって髪を育てる毛母細胞に運ばれていきます。

　とりわけ髪の健康には、睡眠が大切だと思われます。その理由は、**髪は寝ている間に成長すると考えられるからです。**発毛と脱毛のサイクルを「毛周期《もうしゅうき》」と呼びます。このサイクルを順調なまま保つためには、できるだけ決まった時間に起床・就寝し、食事するという生活が大切です。

食事でとった栄養は血液循環によって全身に送られますが、昼間はその栄養は主に身体を動かしたり、脳を働かせるために消費されてしまいます。脳と身体が休息をとる睡眠時でないと、髪にとって必要な栄養は回ってこないわけです。そのため生活のリズムが乱れると、髪のツヤがなくなったり、抜け毛が増えるのです。

そこで髪を育てるには、とくに夜の11時くらいに就寝し、きちんと睡眠をとるとよいわけです。髪の健康のためには規則正しい生活が大きな要素となります。

一方、ストレスも髪に悪影響を与えることは、当然ご理解いただけると思います。過労や人間関係の悩み、強い不安などの中にあるとき、髪が抜けやすいということを意識されたことがあるのではないでしょうか。

過度なストレスで自律神経がいじめられると、毛細血管の手前にある小さな動脈が収縮して「血」と「水」の流れが悪くなります。すると毛母細胞へ栄養が行きわたらなくなり、育毛への悪影響が出るのではないかと考えることもできます。また、白髪も精神的ストレスなどによって急増することがあるとされています。

さらに血流を悪くするような生活習慣のひとつはタバコです。ニコチンなどを含む喫煙は、血管を収縮させてしまう一方、悪玉コレステロールを増やし血管を詰まらせて髪に栄養が行き届きにくくさせてしまいます。

図19▶**脱毛症の改善例**

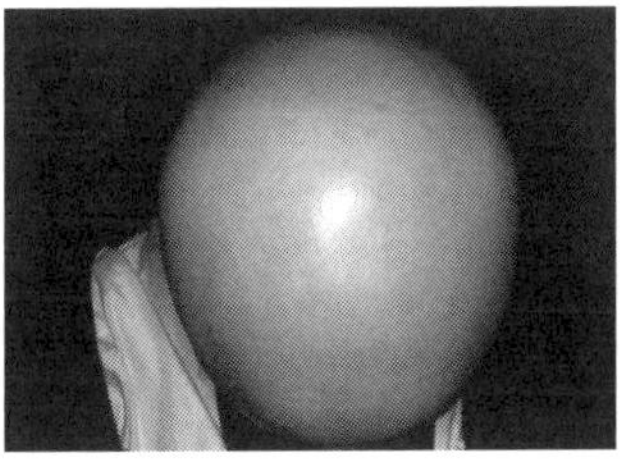

脱毛症で来診した
中学1年生の女子

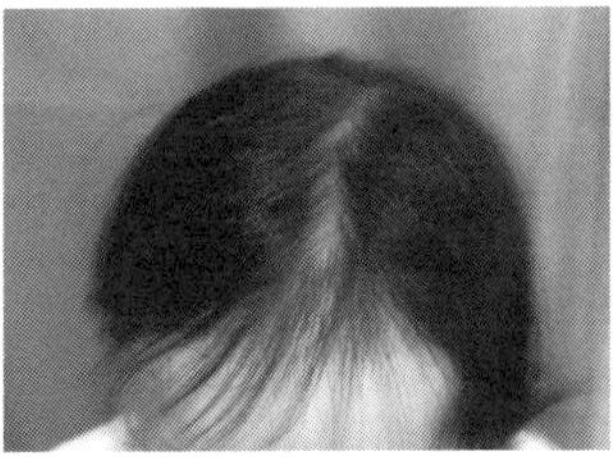

脱毛症が12ヵ月後には
ほぼ治ってしまった

（著者提供）

肌に悪い影響を与える紫外線は、育毛の障害にもなります。たとえば海水浴で日光にさらしたあげく、髪が変色したり、ツヤがなくなったり、切れやすくなったという経験は誰にでもあるはずです。集中的に紫外線を浴びて毛母細胞が老化することにつながったことが原因です。

あるとき、お母さんに連れられた中学１年生の女子が「毛が生えなくなってしまった」とのことで私のクリニックを受診しました。確かに頭はツルツルになっていて、幼稚園時代から抜けたり生えたりを繰り返してきたそうですが、８ヵ月前からすっかりツルツルになってしまったのです（図19）。

年頃の女の子にとって、どれほどの苦痛でしょうか。それまで７つの医療機関を受診してきたそうですが、いずれも思わしい効果が得られなかったとのことでした。

問診で日頃の食事内容を聞くと、お母さんが「野菜を嫌がってまったく食べません」と話します。そこで、駆瘀血剤の桂枝茯苓丸《けいしぶくりょうがん》という漢方薬を処方するとともに、「ジュースにして飲んでもらうとか、何とか工夫して、ともかく野菜をとってもらうことが必要だと思います」と提案しました。

なんと3ヵ月後にこの少女が来院したときには、長さ2～3ミリほどの「髪の毛の赤ちゃん」がびっしり生えていたのです。お母さんがジュースにしたり、鍋物に使ったりして何とか野菜を食べさせる工夫をしているとか。

基本的に子どもには、瘀血はありませんが、野菜をとらない彼女は「インスタント瘀血」だったのかもしれません。そして、1年経つと彼女の頭には、あの脱毛がうそのように、黒々とした髪が生えそろっていたのです。

髪を育てるための生活改善法は、いずれも瘀血対策と共通しています。髪は「血」と「水」の流れを順調に保つことによって守られていることを知っておいてほしいと思います。

しもやけ・あかぎれができやすい体質

しもやけは「寒さ」と「暖かさ」の刺激が繰り返され、血管の収縮や拡張が繰り返されることで毛細血管の血行が悪くなって起こる皮膚の炎症です。

最初は静脈側の毛細血管に血流が悪い部分がしこりのように残り、そのあとも血漿が間質の中に流れこんで組織液である「水」が増えて、静脈への回収が追いつかなくなるために、血管外に「水」が溜まりすぎてむくんできます。つまり、「血」と「水」の両方の流れに障害が起こるという、まさに瘀血状態で発症する疾患です。

しもやけは手足や耳たぶ、頬、鼻など身体の末端部分に発症しやすく、発症部位が赤く硬く腫《は》れ上がり、ジンジンしたむずがゆさと痛み、熱感などを覚えます。ひどいものは熟した柿のようになり、また水疱をつくることもあります。赤く腫れ上がる、赤黒く変色する、出血や水ぶくれなど、まさに瘀血による典型的な症状があらわれます。

また、しもやけの状態で肌が乾燥して皮膚の角質層の厚い部分に亀裂《きれつ》ができて、中が赤く見えたり、出血したものを「ひび」とか「あかぎれ」と呼びます。

子どもには本来、瘀血がないはずなのに、大人よりもよくしもやけができます。これは大人より身体が小さいために細胞の数が少なく、その分発熱量も少ないうえ、体重に対して身体の表面積が大きいため、体温が逃げて冷える部分ができやすいからです。

一方、大人でしもやけのできやすい体質は、悪い生活習慣などでつくられた本物の瘀血のほうが影響していると考えなければなりません。瘀血が寒冷による静脈の循環障害や凝固《ぎょうこ》、血栓《けっせん》形成などによる血行不良に拍車をかけていることがうかがわれます。

今どき珍しいひどいしもやけで両手が真っ赤に腫れ上がり、「手がかゆくてたまらない」と訴える小学5年生の男の子がお母さんに連れられて来院したことがあります。問診で、この子がとても肉好きで、毎日のようにステーキや焼き肉、ハンバーグといった食事を続けていることがわかりました。

お母さんに「何とか工夫して野菜や魚のメニューを取り入れるようにしてください」と提案するとともに、身体を温《あたた》める効果がある当帰《とうき》四逆《しぎゃく》加《か》呉茱萸《ごしゅゆ》生姜湯《しょうきょうとう》という漢方薬を処方しました。

2週間後に来院したとき、あの真っ赤な両手の炎症がすっかり治《おさ》まっていました。

「赤ら顔」の治し方

多くの人が悩んでいる「赤ら顔」の原因はいろいろありますが、瘀血の代表的な症状のひとつです。瘀血の状態では、血液の流れが停滞するために、皮膚表面から静脈を流れる赤血球の色が透けて見えることにより、赤黒い皮膚症状があらわれがちなのです。

赤ら顔になる代表的な皮膚疾患として、酒皶《しゅさ》という病気があります。酒皶の典型的な症状は顔面の皮膚や頭皮が赤くなり、チクチク感じたりすることです。

皮膚は赤く腫れ上がって見えることがあり、細い血管が表皮のすぐ下に見えます。鼻の周囲の皮膚が厚くなり、宝塚の歌劇などで有名なシラノ・ド・ベルジュラックのように赤く大きな鼻が出現したりします。

酒皶により顔が赤く見えるのは、毛細血管が拡張して皮膚表面に近い組織中に血液が滞ることからこれが肌に透けてあらわれるためです。

毛細血管が拡張する原因もいろいろありますが、ひとつは交感神経が緊張して血管を収縮させることで血流が悪くなって起こるという考え方ができます。交感神経を緊張させる要因として、寒暖の差や、精神的ストレス、またアルコールの長期にわたる多飲、スパイスなどの刺激物のとりすぎなどが挙げられます。

お酒好きの人に、頬や鼻が赤黒くなる「酒焼け」がよく見られるのと同じことです。

あるとき知りあいの20歳代の女性から、「母が奇病なのですが」という相談を受けました。顔が真っ赤になっているそうです。

「外見をとても気にしていて、大きなマスクを着けないと外出できません」とのこと。この話を聞いて私は「おそらく酒皶だろう」と想像できました。そこで「お母さんは何か激辛の食べ物がお好きなのでは？」と聞いてみたのです。すると、「タバスコが大好きで、毎日スパゲッティやピッツァにたくさん振りかけて食べています」とのこと。

「やはり、そうか」という思いでした。

「まずしばらくタバスコをやめてください。ついでに、スパゲッティやピッツァもやめて、和食メニューを続けてみてはどうでしょうか。それだけでかなり改善するはずです。もしそれでもよくならなければ、私の外来を受診してください」とアドバイスしました。

2カ月後くらいにこの女性に会うと、「母の赤ら顔がすっかりよくなってきました。お医者さんに診てもらう必要はなくなったようです」との報告を聞くことができました。酒皶はこの例のように、食事内容を変えるだけで、改善することが少なくありません。

酒皶を治療する西洋医学の薬はありませんが、ビタミンC、Eなどのビタミン剤を内服するとよくなる場合もあるようです。また、拡張した血管をレーザーで焼いてしまう治療も有効な場合があります。

もちろん、瘀血が原因とわかる酒皶には、漢方薬の「瘀血の治療薬」といわれる駆瘀血剤（132ページ参照）が効果を発揮することが少なくありません。中でも酒皶の治療には、桂枝茯苓丸という処方がよく用いられます。私も多くの患者さんに対して桂枝茯苓丸を用いて、赤ら顔をたくさん治してきました。

鮫肌にグリーンスムージー

毛細血管の拡張などにより瘀血の状態になっていると、皮膚の表面がザラザラした鮫肌《さめはだ》になることが少なくありません。瘀血は身体のすみずみにまで栄養を運ぶ「血」と「水」の流れが悪くなるので、当然のことといえるでしょう。

小児期、思春期によく見られるのは毛孔性苔癬《もうこうせいたいせん》という皮膚疾患です。とくに腕や太もも、お尻、背中などの部位に、鮫肌の症状があらわれます。毛穴（毛孔）が爪などの材料にもなっている堅い角質で埋められて、それが盛り上がって先端が表皮の外にポツポツと突き出るのです。

そんな皮膚を撫《な》でるとまるでサンドペーパーを撫でたかのようにザラザラと感じたりします。突き出たポツポツはとくに他の肌と色の違いがない場合もありますが、毛細血管が広がったり、軽い炎症を起こすことで赤黒くなっている場合もあります。

ザラザラの症状は身体の左右に広がり、とくに秋から冬にかけて悪化するのが普通です。ほとんどの症例ではとくに痛みやかゆみなどの自覚症状はありませんが、たまに「かゆい」と訴える患者さんもいます。

このザラザラ肌の症状の多くは20歳代からだんだん改善し、30歳代にはかなり肌の状態がよくなっていくのが普通です。とはいえ、年頃の女性にとっては、美容上ザラザラ肌や赤黒いポツポツは耐えがたいものでしょう。皮膚科の受診も、圧倒的に若い女性の方が多くなっています。

25歳の会社員K子さんが、上腕や背中のザラザラ肌を訴えて来院しました。症状は中学3年生の頃から意識するようになり、10年の間にどんどん悪化してきたとのことです。

「もう夏でも水着姿になれないし、半袖を着ることができません」と悩みを打ち明けます。舌の裏や歯茎の赤黒い色などからも瘀血のサインがうかがわれました。

「野菜が嫌いなのではないですか？」と聞くと、K子さんは「どうしてわかるのですか？」と驚いた様子です。治療として、昔から「イボ取りの特効薬」とされるなど美肌づくり効果で知られるヨクイニン（はとむぎ）という薬に、代表的な駆瘀血剤である桂枝茯苓丸を処方するとともに、「野菜はグリーンスムージーにすれば飲みやすいですよ」と提案しました。

2ヵ月後に来院したとき、K子さんの鮫肌には明らかに改善効果があらわれていました。「これまでになかったほど野菜をとっています。今年の夏は水着を着られるかもしれません」とうれしそうに話していました。

「冷え症」は病気か？

第3章でも「冷え」について書きましたが、皮膚科を訪れる患者さんの多くにうかがえるのは冷え症です。もちろん皮膚疾患で来診されるわけですが、全身状態を診察していく中で、「これは冷えの症状だな」と感じることが少なくありません。

年齢に関係なく冷えに悩まされる人は多く、女性では半数以上ともいわれています。冷えが原因になっていて、手足が冷たく、腹痛や下痢、生理痛、低血圧などの症状があらわれる場合を冷え症といいます。めまい、不眠、肩こり、便秘や下痢など冷えにより悪化する症状も少なくありません。

皮膚科診療の中に漢方を取り入れている私は、患者さんに「冷え症」と呼ばれるような状態が見られるかどうかを観察します。全体に色白で弱々しい印象だったり、疲れやすいといった特徴があるのがわかります。そして、私はこの冷え症の人がとても増えているのを感じるようになりました。

現代の西洋医学では、「冷え症」の症状があっても、それを「病気だ」と診断することはありません。これに対して昔から冷え症を認識してきた東洋医学では、冷え症を身体の陰陽のバランスが崩れている状態と考えてきました。

身体を温める働きのある「陽気《ようき》」が不足しているために熱を生み出す力が弱まり、寒さに対しての抵抗力が減るので身体が冷えやすくなると考えられるわけです。冷え症はまさに瘀血の状態とも考えられます。

血管収縮により「血」の流れが悪くなったり滞ったりして血管が衰えていき、ゴースト化するために温かい血液が届きにくくなることなどが冷えの大きな原因です。

冷え症にともないがちなのは、レイノー症状という症状です。寒い季節に手指がよく冷える、冷えたときに手指にしびれを感じるといった症状から始まり、さらに電動のこぎりなどの振動する機械に触れ続けたりしているとしびれが強くなります。

ひどい場合、手指は無感覚に近い状態となり、しびれを感じている指が赤くなったり、紫色になることもあります。

深刻な手の荒れを持つ50歳代の女性が来院しました。主婦としてずっと炊事や洗濯などの家事を続けてきたのに、更年期になって急にそのような症状をみるようになったといいます。

やせ気味で全身の血色も悪く、「身体が冷えて仕方がない」「下肢がしびれるような感じを覚える」とも訴えました。レイノー症に見られる「血」と「水」の流れの不調と診て、

図20▶「井穴」のツボ刺激で指先の血流改善をはかる

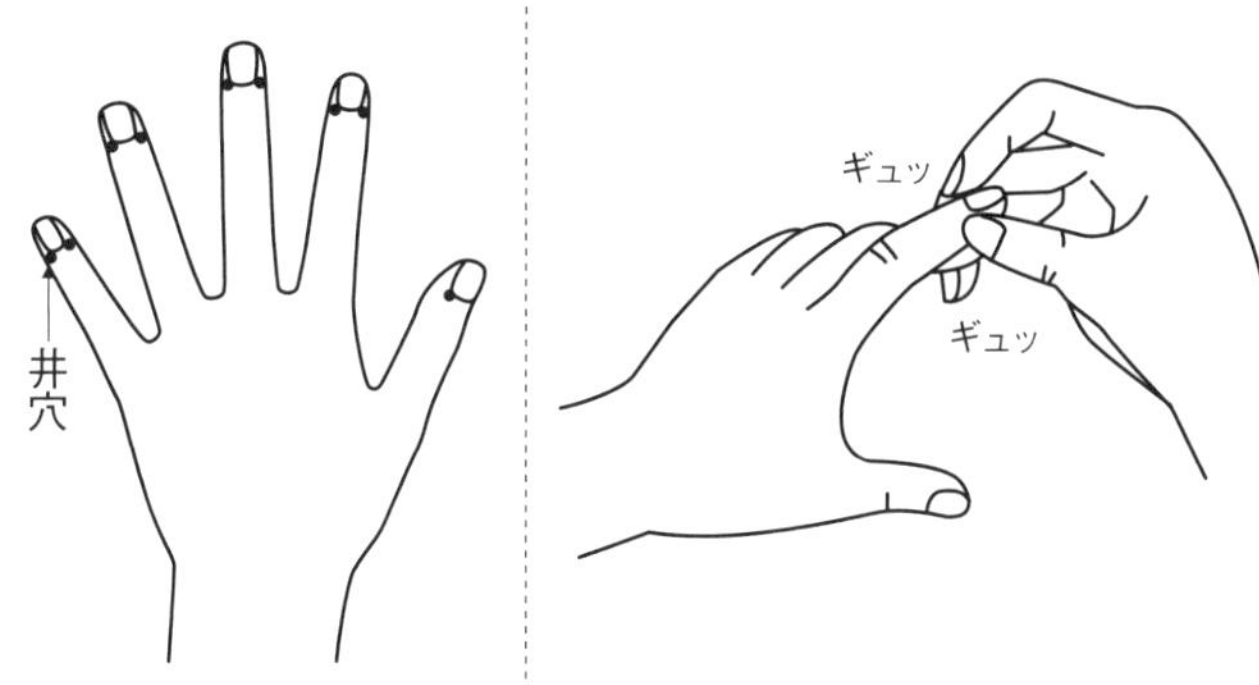

爪の両端、生え際から
２ミリほど下の部分

指先を人差し指と親指でつまみ、
ギュッギュッと少し力を入れながら、
指1本につき10〜20秒ほどもむ

「ともかく冷えないように、温かくしてください」と指示するとともに、代表的な瘀血の治療薬である桂枝茯苓丸という漢方薬と、しびれに対する効果がある牛車腎気丸《ごしゃじんきがん》という薬を処方しました。

２週間後に来院したときには、かなり手の荒れは改善し、見た目も色白になり、「あまり冷えなくなったように思います」と語っておられます。

西洋薬にはしびれを治すような薬はありませんが、漢方薬には牛車腎気丸のほかにもいくつかの薬が役立つと考えられています。一方、手や足の爪のつけ根にある「井《せい》穴《けつ》」と呼ばれるツボなどをもんだりするとかなり症状が改善するともいわれます（図20）。

「痛み」をとるには

東洋医学では、痛みは身体全体の冷えが生じることによって発生すると考えます。生命エネルギーの流れが妨げられ、「血」と「水」の滞りである瘀血を招き痛みの原因となっていくのです。そこで、「気《き》」「血《けつ》」「水《すい》」の流れをよくしてバランスを回復することが結果的に痛みを楽にするというふうに考えます。

瘀血は頭痛、肩こり、胸痛、腹痛、関節痛などいろいろな痛みを引き起こし、痛風や関節リウマチなど、痛みを主訴とする疾患の痛みを増強させます。瘀血によって、微小循環系が阻害されて静脈血の酸素の割合が極端に低くなることが痛みをもたらすと考えられるからです。

肩こりは肉体労働からくる筋肉の張りととらえられがちですが、今日では肩こりは、運動不足などからくる血行不良、すなわち瘀血が大きな要因であるとみなされるようになりました。

これら瘀血による痛みには特徴があるといわれます。それは「針やナイフに突き刺されるような痛さ」「痛みの部位が固定されている」「夜間に痛みが強くなる」「押すと痛む圧痛が多い」「長期間の痛み」などです。

全身に激しい痛みが起こる原因不明の「線維筋痛症《せんいきんつうしょう》」という病気がクローズアップされています。全人口のおよそ2％がこの病気に悩んでいるといわれます。

男性よりも女性に多く、中高年の方に目立つ病気です。自律神経失調症や更年期障害、不定愁訴など他の病気と誤診されていることも多いようです。

線維筋痛症の痛みは個人差がありますが、「耐えられないような痛み」を訴える患者さんが少なくありません。痛みが強いために仕事に行けないなど日常生活に支障をきたすケースもよく聞きます。

線維筋痛症は末梢《まっしょう》の微小循環系が悪い人に起こりやすいことはこれまでにいくつか報告されてきました。患者さんの多くに「血」と「水」の末梢の循環が悪いことが観察され、局所における血管運動調節機構がうまく働かずに筋肉の虚血を生じるために疼痛が起きるという考え方も示されています。

富山大学医学部の和漢診療科では、線維筋痛症の患者さんたちに、瘀血の重症度を評価する「瘀血スコア」（132ページ参照）を用いて診断したところ、実際に、瘀血に該当する人が多かったそうです。そして、治療には瘀血の治療薬として知られる桂枝茯苓丸や加味逍遙散《かみしょうようさん》、疎経活血湯《そけいかっけつとう》という漢方薬が役立つことが多いと報告しています。「気」「血」

「水」の流れをよくしてバランスを回復することが結果的に痛みを楽にするようです。

むくみは水処理不調の警告

長い時間立ち仕事をしていれば、誰でも足のふくらはぎがむくんできます。これはニュートンのリンゴと同じで、体内の「水」が万有引力で下がってくるからです。「水」をリンパ液として吸収して心臓近くにある胸管《きょうかん》まで行く流れは弱く、引力には勝てないことがあるのです。ただし、この引力の負担は夜、横になって寝ている間に解消されるので、朝になればふくらはぎのむくみは消えているのが普通です。

一方、胸管より上のリンパ液は放っておいても引力で下に降りるので、昼間は顔などの部分がむくむことはありません。逆に夜、横になって寝ている間はこの引力の影響を受けないために、朝起きたとき顔がむくんでいることに気づいたりします。もちろんこの顔のむくみは、昼間立ち仕事をしていたり、デスクワークで上半身が起きた姿勢をとっていれば解消されることになります。

一方、こうした健康なむくみではなく、病気で体内の水処理がうまくできないために起こるむくみもあります。肝硬変という病気になると血液が肝臓に流入しづらくなり、血液の成分が血管外へ染みだし、お腹や手足に水分が溜まって浮腫《ふしゅ》・腹水《ふくすい》と呼ばれるむくみが出てきます。

尿にタンパクが出てしまうネフローゼ症候群という病気になると、血液の中のタンパクが減るために、水分が血管の中から外に出てしまうためにむくみが生じます。また、心臓の病気のために血液循環がうまくいかない状態がむくみにつながることもあります。

服用している薬の副作用によって、血液の成分のバランスが崩れてむくみとなる場合もあるので要注意です。

さらに乳がんなどのがん手術で、がんの転移するルートとされるリンパ節を除去した結果、リンパの循環がうまくいかなくなってリンパ浮腫という異常なむくみがあらわれることがあります。

昔は乳がん手術とともに、腋の下にあるリンパ節を必ず切除していたので、２〜３割の患者さんにリンパ浮腫の発生が見られました。

最近では、センチネルリンパ節と呼ばれるリンパ節ががん転移の拠点となることがわかってきたので、手術のときにまずここへの転移を調べる「センチネルリンパ節生検」というものをおこなうようになりました。その結果、乳がん治療によるリンパ浮腫の発生は、昔よりかなり低く抑えられるようになっています。

また、リンパ浮腫は蜂窩織炎《ほうかしきえん》という細菌感染症を合併することがあります。リンパの中には組織液の中で回収した老廃物や細胞の死骸、細菌、ウイルスなどのゴミが含まれているので、リンパ浮腫の中で細菌による炎症が起こることが多いのです。

皮膚科にリンパ浮腫の患者さんが訪れることも少なくありません。私が医師になった頃までは、リンパ浮腫は「不治《ふじ》の病《やまい》」と認識されていましたが、そんな中で、瘀血という見立てができる患者さんに対して、瘀血を治す漢方薬を使うと症状が改善する例をしばしば経験してきました。

最近ではリンパ浮腫の患者さんを専門的に診断、治療する「リンパ浮腫外来」を置く施設も多くなっています。リンパ液の流れに沿って圧迫を加える医療リンパドレナージといわれるマッサージや、弾性包帯を用いて浮腫を圧迫する方法で一定の治療効果をあげられるようになってきました。

普段むくまないはずの顔がむくんでいる場合、さらに十分な睡眠をとっても、ふくらはぎのむくみがとれない場合などは、「水」の流れが不調、すなわち瘀血の警告となっているかもしれません。

危険信号と考えて、できるだけ早く医師を受診することをおすすめします。

オートファジーが働く身体に

２０１６年、東京工業大学栄誉教授の大隅良典《おおすみよしのり》先生は「オートファジーの仕組みの解明」によりノーベル生理学・医学賞を受賞しました。大隅先生は１９９２年、酵母《こうぼ》を用いてオートファジーの様子を光学顕微鏡ではじめて観察し、その後その過程を解明することになりました。

オートファジーとはいったい何でしょうか？「オート」は「自己」で、「ファジー」は「食べる」という意味です。オートファジーは細胞の中の余計なものを細胞自体が取り除く「自己清浄」のシステムとされています。

細胞の中に突然小さな掃除機のようなしくみがあらわれて、古くなったり壊れたタンパク質や細胞内でエネルギーをつくり出すミトコンドリアなどを除去していくというのです。

それだけではなくオートファジーは、それらの集めたゴミからタンパク質の材料をつくり出すそうです。成人男性の体内では1日に約２００グラムのタンパク質が合成されているのですが、食事で体内に取り入れるタンパク質の量は50～80グラムしかありません。その差を、オートファジーが補っているとされます。

しかし、このオートファジーが働くのは細胞が１００％元気な状態にいなければなりません。瘀血のために間質の「水」が汚れていれば、その大切な「細胞再生システム」がきちんと働いてくれなくなります。酸素や栄養が届きませんし、メッセージ物質も届かず細胞が疲れた状態になっていれば、オートファジーにも誤作動が起こってくるでしょう。

加齢によって多くなってくる更年期障害や骨粗鬆症《こつそそうしょう》、認知症、がんなどの疾患はどれもオートファジーの誤作動と関係があるものです。

私たちは毎日細胞に必要な栄養と酸素がきちんと届いているし、それによってずっと健康が保たれているのだという思いこみのうえに、ついあぐらをかいてしまいがちです。

ところが、年をとると「気」「血」「水」の乱れは加速し、細胞レベルでさまざまな狂いが生じてきます。ですから、瘀血がどのくらい進んでいるかを認識し、これをいかに抑えていくかが、慢性疾患の予防と長寿のカギとなるわけです。

第5章

瘀血治療には漢方薬が効く！

「気」「血」「水」とは

中国最古の医学書とされる『黄帝内経《こうていだいけい》』に、「重要なのは気血水《きけっすい》の通り道である」といった記述が見られます。

東洋医学では、人の身体は、「気《き》」「血《けつ》」「水《すい》」という3つの生命エネルギーによって活動していると考えてきました。この3つがバランスよく体内をめぐることで、健康が維持されますし、3つのうちのどれかが多すぎたり少なすぎたり、または滞《とどこお》ったり偏《かたよ》ったりしていると、身体に不調があらわれやすくなると考えるわけです。

それでは「気」「血」「水」それぞれについて、現代の私たちはどのように解釈したらいいのでしょうか。

まず「気」とは「元気」や「気力」のように、目に見えないけれど身体の中に動きを与えるエネルギーのことを指します。眠気をもよおすとか、目が覚める、お腹がすくとか満腹感を覚えるということも「気」によるものです。「気」が、全身を十分にめぐっていれば、まず健康といえます。

たとえば、掃除機や洗濯機を動かす目に見えない「電気」のようなものが「気」と考えてよいでしょう。「気」のスイッチが切られると、たちまち心や身体は動けなくなってしまうわけです。

「気」が不足した状態を「気虚《ききょ》」といいます。エネルギー不足の状態なので「身体がだるい」「気力がない」「疲れやすい」「日中に眠気が続く」「食欲がない」「すぐ風邪を引く」「物事に驚きやすい」「目に輝きがない」「声に力がない」「だらだら下痢が続く」などの状態になります。

また「気」の流れが滞って悪影響があらわれている状態を「気うつ」とか「気滞《きたい》」といいます。のどの部分に気がとどまれば咳《せき》が出、お腹に溜まれば腫《は》れ、手足に溜まるとしびれが出たりします。

「気」の流れの異常のひとつで、気が下から上に逆流した状態を「気逆《きぎゃく》」といいます。緊張して顔がほてったりする状態で、更年期障害ののぼせ、動悸《どうき》、発汗などの現象もこれに相当します。

「水」は血液以外の目に見える体液を指します。リンパ液など循環器を流れる体液だけでなく、細胞内の水分も含めた身体全体にある透明の体液、すなわち関節液や尿、唾液、涙、胃液、肌の潤《うるお》いなどの水分はいずれも「水」です。

水分バランスが崩れた状態を「水毒《すいどく》」と呼びます。全身・四肢《しし》のむくみ症状、尿や汗、鼻水といった排出関係、めまいなどの内耳関連症状、水のような喀痰《かくたん》などの呼吸器症状、悪心《おしん》・嘔吐《おうと》といった消化器症状などの種類があります。水毒体質の方は、水が胃のあたりで「チャプチャプ鳴る」と訴える方が多いとされています。

「血」は全身をめぐって組織や器官に栄養を与える、目に見えるエネルギー源とされています。血液だけでなく間質《かんしつ》の組織液やリンパ管を流れるリンパ液などにも関係した栄養分すべてと考えたほうがよいでしょう。そして血のめぐりが悪い状態を「瘀血《おけつ》」、血が不足している状態を「血虚《けっきょ》」と呼びます。

これは身体の栄養を支える血が不足した状態です。女性の月経時の出血や胃潰瘍《いかいよう》、痔《じ》などにより血が失われたり、慢性の病気の影響で血が十分つくられなくなると不足します。「血虚」により、年齢とともに乾燥症状が目立つようになり、入浴後などでも肌がカサカサしたり、爪が割れやすい、髪が抜けやすいなどの症状があらわれることがあります。血の不足によってこうした表面的な症状だけでなく、集中力の欠如、こむら返り、目のかすみ、動悸、不眠などが出てきたりします。

さて、問題の瘀血ですが、東洋医学では古くから微小循環系に着目し、微小循環障害の状態を瘀血と表現してきました。実際に毛細血管の血の流れが悪くなっていて赤い色の赤血球が溜まっているので、瘀血の症状は目のまわりのクマとして見られたり、唇や舌の裏が赤黒くなっていたりします。そして、身体の各部位の血の滞りにより、不眠、精神症状、腰痛・筋肉痛、痔、さらに女性の月経異常などが生じると考えられます。

瘀血になると、全身の組織へ酸素供給がしにくくなり、その結果新陳代謝《しんちんたいしゃ》も低下するので熱を発生することができなくなりますし、温《あたた》かい血液を身体のすみずみへ届けることが難しいので、身体も冷えて免疫も下がることになるのです。瘀血の状態は「気虚」の状態でもあり、「水毒」でもあり、「血虚」でもあるわけです。

五臓六腑と「血」の関わり

古くから人間の内臓のことを「五臓六腑《ごぞうろっぷ》」と呼んできたことはご存じでしょう。もちろんこれは東洋医学から生まれた言葉です。五臓は、「肝」「心」「脾」「肺」「腎」の５つの臓器、そして六腑は「胆」「小腸」「胃」「大腸」「膀胱《ぼうこう》」「三焦《さんしょう》（膵臓《すいぞう》に該当するといわれる）」の６つの臓器を指します。

五臓の役割について説明しましょう。

「肝」は、すべての臓腑の機能がスムーズに働くように調節するとともに、感情を調節します。その影響は筋・目・爪にあらわれるといわれています。

「心」は血液を送り出すポンプ作用を有するとともに、精神、意識、思考活動を調整することが知られています。そしてその影響は舌・顔にあらわれます。

「脾」は消化吸収をおこなうとともに、血管壁の正常性を維持して血液が血管外に漏れ出るのを防ぎます。身体への影響部位としては肌肉《きにく》・口・唇が挙げられます。

「肺」は呼吸（皮膚・粘膜呼吸を含む）をおこなうとともに、気や血液を全身にめぐらせる働きがあります。身体への影響部位としては鼻・皮（皮膚）・毛があります。

「腎」は成長・発育・生殖の中枢《ちゅうすう》であると同時に、水分代謝を調節します。身体への影響部位としては骨・耳・陰部・髪とされています。

「気」「血」「水」のうちとりわけ五臓と密接な関係にあるとされているのは、全身を循環している「血」でした。「心は血の循環を司《つかさど》り、肝は血を蔵し、脾は血の動きを調整している」とされています。

これだけではなく、血は「皮膚、毛髪、骨肉など人体を構成するあらゆるものに栄養を与えて、それらの機能活動を盛んにしている」というのです。加えて「血の過不足が精神や意識など、感情的な面に大きな影響を及ぼす」、反対に「精神や意識が異常に刺激を受けると、血の運行に変化が生じる」とされています。たとえば過度に怒ると血気《けっき》が逆上して、ひどいときには吐血《とけつ》が起こることもあるのです。

すなわち、東洋医学でいう「血」は現代医学から見た循環器やホルモンなどの機能の総称であり、血液で栄養素を循環させたり、ホルモンで生体を微調整するという機能を併せ持ったものと考えられていたのです。

俗に「血の滞り」などといわれる瘀血は、いわゆる「血液ドロドロ状態」に限られたものではありません。最近明らかにされた間質の組織液である「水」の動きや、それがリンパ管に入ったリンパ液の動きまで含めた全体的な循環系の問題と考えていたようです。

五臓六腑のすべての健康と病気に関わるのが瘀血といえるのです。

瘀血シグナルを見抜いて病気を予防

ベテラン医師は顔色を見ただけで、目の前の人の健康状態をある程度は判断できるものです。私は皮膚科専門医なので、皮膚の状態からゴースト血管や間質の「水」の汚れなどの瘀血を把握することはかなり慣れているつもりです。

顔面のシミやくま、皮膚の鬱血《うっけつ》症状、唇や歯茎がどす黒い色を呈していることなど、だいたいは見てすぐわかります。こんな人は触診でおへそのあたりを押すとちょっと硬い感じがあり、「痛い」と訴えることが多いものです。

また、一般に女性は生理時にはお腹の周辺の鬱血が強まり、抵抗感や圧痛を覚え、生理が終わると鬱血は解消します。しかし瘀血の女性は月経が終わってもずっと抵抗感と圧痛が続き、月経困難症や月経不順に悩まされがちです。

整理すると、**瘀血の3大サインは「痛む」「しこる」「黒ずむ」**となります。

まず漢方には「通らざれば即ち痛む」という言葉がありますが、「血」や「水」の流れの障害である瘀血は、「痛む」というサインを示します。現代医学的にどうして痛みが起こるのかを考えれば、興奮すると末梢《まっしょう》血管が細くなり、皮膚や筋肉へ行く血流が少なくなるために痛みやしびれを感じるということです。

頭痛、歯痛、胸痛、腹痛、首・肩・腰痛、関節痛、下肢《かし》の神経痛、手足のしびれ、生理痛、おへその脇の圧痛などの痛みは、瘀血により生じるものとされています。

また、瘀血で「血」や「水」の流れが滞ると、血管などに「しこり」があらわれます。子宮筋腫《しきゅうきんしゅ》、卵巣嚢腫《らんそうのうしゅ》などの病気や血腫、腫瘍《しゅよう》、痔、静脈瘤《じょうみゃくりゅう》、皮膚の硬化、外傷性のしこりや肩や首筋のこり、お腹や足の静脈が浮き出る症状、打撲《だぼく》による鬱血なども、瘀血によるものです。

そして血管内に動脈硬化というしこりができれば、動脈硬化性疾患、高血圧、低血圧、貧血、脳血管障害、虚血性心疾患《きょけつせいしんしっかん》、糖尿病、気管支喘息《きかんしぜんそく》、慢性肝炎などの病気に結びつくわけです。

さらに瘀血は血流が停滞することで、皮膚表面から静脈を流れる赤血球の赤黒い色が透けて見えるので、「黒ずむ」というサインがあらわれます。

唇の色が紫色っぽい、歯茎の色が赤黒い、目のまわりにクマができやすい、青たんやアザができやすい、顔色がどす黒い、肌のかさつき、シミ、そばかす、吹き出物が多い、爪の色が悪い（ピンク色ではない）、手のひらに紅斑《こうはん》がある、タール状の黒便が出るなどのサインとしてあらわれます。

とくに舌の裏側の静脈が暗い紫色に腫れていることが典型的な瘀血の症状とされてきました。

しかし、一般の人たちはこれらの症状があっても、なかなか瘀血というふうに認識できません。いつのまにかどんどん進行し、異変を感じたときには症状が進んでいるということが多いものです。そのため数々の慢性疾患に対する処置が遅れて深刻な状態になってしまっているケースが多いのです。

瘀血になることは、若さと健康を失うリスクを背負うことになります。逆に、瘀血を早く見つけて対処することが恐ろしい健康破綻《はたん》を未然に防ぎ、若返りをもたらすことになるわけです。

図21▶**瘀血の診断基準（寺澤の瘀血スコア）**

瘀血スコア					
	男	女		男	女
眼瞼部（まぶた）の色素沈着	10	10	臍の左側を押すと張っていて痛い	5	5
顔面の色素沈着	2	2	臍の右側を押すと張っていて痛い	10	10
肌がざらざらして荒れている	2	5	臍の下を押すと張っていて痛い	5	5
口唇の色が赤黒い	2	2	右下腹部（回盲著部）を押すと張っていて痛い	5	2
歯茎の色が赤黒い	10	5	左下腹部（S状結腸部）を押すと張っていて痛い	5	5
舌の色が赤黒い	10	10	季肋部圧痛・抵抗（左右の肋骨弓下）	5	5
細絡（皮膚に浮き上がった毛細血管）	5	5	痔疾がある	10	5
易出血性、ぶつけると青アザができやすい	2	10	月経異常	―	10
手掌紅斑（手のひらの赤み）	2	5	合計		
20点までは正常、21点以上39点以下が瘀血状態、40点以上が重度の瘀血					

（寺澤捷年『症例から学ぶ和漢診療学 第2版』より一部改変）

富山大学の和漢医薬学総合研究所では、瘀血を診断するため、症状をスコア化した「瘀血スコア」というものを開発しました。日本東洋医学会で瘀血を診断する標準的な目安になっています（図21）。

男女とも20点までは正常、21点以上39点以下が瘀血状態、40点以上が重度の瘀血状態としています。

瘀血スコアが正常な人は血液サラサラですが、瘀血が重度になるほどネバネバになると考えられます。

「駆瘀血剤」のすすめ

私が難治皮膚疾患をもたらす瘀血の治療

に用いる漢方薬を「駆瘀血剤《くおけつざい》」といいます。「瘀血を駆除する薬」という意味です。多くの病気の背景に瘀血があるということになれば、駆瘀血剤の適用範囲もとても広いということになります。

最近は漢方外来を置く病院も増えてきました。一方で、漢方薬専門の薬局も多くなっていますし、あちこちにあるドラッグストアでも漢方薬コーナーの充実が目立つようです。

漢方診療を専門にしている医師に限らず、現代医学を中心に診療している医師の中にも漢方薬を処方するケースが多くなっています。さらに症状によっては、「（現代西洋薬より）漢方のほうがよく効くよ」と話す医師も見られます。皮膚科領域でも、アトピー性皮膚炎やニキビ、乾癬《かんせん》など、慢性・難治性の皮膚疾患を中心に漢方薬を処方している医師はかなり多いはずです。

一方で、患者さんのほうにも漢方治療への期待とニーズはどんどん高まっているようです。「副作用の心配がある西洋薬よりも、なるべく身体にやさしい漢方薬で治療を受けたい」という考え方を持つ患者さんも少なくありません。

動植物を材料にしてつくられている「生薬《しょうやく》」を組み合わせた漢方薬は、化学合成された成分からできている西洋薬よりもナチュラル感があって、安全性が高いというイメージがあるのでしょう。

ところが、漢方薬に抵抗感を持つ医師もまだまだ大勢います。せっかく患者さんが「漢方薬で治《なお》してほしい」と求めて来院しても、「あんなものはエビデンス（効くという証拠）がない」ということで、治療を断るケースもあるようです。

確かにかつて漢方は「なんとなく効果がある」とされることはあっても、あまりエビデンスは示されていませんでした。

しかし、近年臨床《りんしょう》試験や動物実験をおこなった結果、**エビデンスが認められた漢方薬も増えてきています。**毎年初夏に開催される日本東洋医学会という学会では、そうしたエビデンス報告が数々なされており、データも少しずつ蓄積されています。

たとえば代表的な駆瘀血剤とされる**桂枝茯苓丸**《けいしぶくりょうがん》という薬についても、さまざまな研究が進められて「血」と「水」の流れを改善する効果を示すというエビデンスが報告されています。動脈硬化を示す血管の内側のプラーク（血管の内側に堆積する脂質など）の沈着を抑制することがわかっているのです。

日本は同じ病院の中で最先端の西洋医学の治療も伝統医学の漢方薬の処方も受けられるという世界で唯一の国です。ぜひ漢方治療のメリットを生かして、あなたの健康づくりに役立ててください。

ただし、「安易に何剤もの漢方薬を併用しないこと」「症状が改善したのに漫然と服用し続けないこと」「複数の診療科にかかっているときはそれぞれの科で処方されている薬を医師に伝えて多剤の服用を避ける」などの点はぜひ留意してください。

「異病同治」の投薬

現代医学は患者さんの異常に対して「××病」という名前をつけて、その病気の原因を見つけ出し、その原因を取り除く治療をするというのが一般的です。つまり原因がはっきりしなければ、治療の対象にはならないわけです。

一方、漢方は基本的に「××病」という病名がついた病気に対して処方される薬ではありません。漢方薬は「気」「血」「水」という生命エネルギーが不足したり流れが乱れたりすることに対してこれを補い、身体の中でこの３つを過不足なくスムーズにめぐらせる働きがあるという考えでつくられている薬です。

漢方薬は本来、身体に備わった「自分で自分を治す」という働きを目覚めさせたり、高めることによって病気に打ち勝つことを目的としています。

もしあなたが一般の病院に「なんとなく調子が悪い」「疲れてしょうがない」「とてもだるい」「肩がこる」といった自覚症状があって受診しても、「検査の結果、異常は見つかりませんでした」といわれることが多いかもしれません。その結果「なんだか具合が悪いけれど我慢している」という人がたくさんいるはずです。

ところが東洋医学はそうした身体の不調は、「気」「血」「水」のバランスの乱れから来ていると考えます。どのように乱れているかを見て、それを整えるテクニックを備えているのです。

このように現代医学とは異なるアプローチができるので、それまでどうしても治せなかった不調や病気を改善できる可能性があるわけです。将来、大きな病気に結びつくいわゆる「未病」を治す効果も期待できます。

東洋医学はひとりひとりの体質を見分けて、それに合わせて治療を進めます。そうした体質を「証《しょう》」と呼びます。証を見極《みきわ》めるためには、漢方特有の「ものさし」を用います。たとえば、**瘀血を見極めるものさしは、「唇が青紫色をしている」「舌の裏の静脈が赤く腫れ上がっている」「おへその下を押さえると痛く感じる」**などの目安です。

それならこうして瘀血が見つかった人には、誰にも同じ駆瘀血剤を処方するかというと、そうではありません。同じ瘀血の人でも、体力のある人か体力の乏《とぼ》しい人かとか、若い人か高齢の人かといった具合に、今現在どんな状態の人かという点に注目して使い分けます。

体力がある人に向いている駆瘀血剤には桂枝茯苓丸、大黄牡丹皮湯《だいおうぼたんぴとう》、桃核承気湯《とうかくじょうきとう》という

漢方薬などがあります。そして桂枝茯苓丸は頭痛・肩こり・めまい・のぼせなどの高血圧症状のある人に、桃核承気湯は高血圧症状とともに便秘のある人にというふうに使い分けます。

一方、体力がない人向きには当帰芍薬散《とうきしゃくやくさん》、温経湯《うんけいとう》、四物湯《しもつとう》という漢方薬などが代表的なものとされます。ほかに、体力のあるなしにこだわらずに使われる疎経活血湯《そけいかっけつとう》、通導散《つうどうさん》などの駆瘀血剤もあります。

東洋医学では体質が同じであれば、皮膚のシミ・シワという症状であっても、生理痛という症状であっても同じ薬を用いて体質改善をはかり、治療に結びつけようとします。このことを「異病同治《いびょうどうち》」といいます。

一方、たとえ病名が同じであっても身体の状態が違えば用いる薬が違ってくるわけです。これは「同病異治《どうびょういち》」といいます。

漢方薬は西洋薬に比べると副作用はあまりありませんが、まったくないわけではありません。含まれる生薬によっては、血圧上昇や動悸、発汗などの副作用が出る場合もあります。

また、漢方薬と西洋薬を併用したとき、場合によっては効果を相殺してしまったり、身体に悪い反応があらわれることもあります。自分に合った漢方薬を正しく服用するため、できるだけ診断の知識を持つ医師や薬剤師のもとで処方してもらうことをおすすめします。

桂枝茯苓丸と当帰芍薬散は代表的駆瘀血剤

以前ある漢方薬メーカーが「桂枝茯苓丸が皮膚のターンオーバーを正常化します」というテレビコマーシャルを流していたことがあります。

桂枝茯苓丸は代表的な瘀血の治療薬、すなわち駆瘀血剤です。**駆瘀血剤の働きのひとつは毛細血管の血液や間質の組織液である「水」のネバネバ度を下げることです。**これにより、毛細血管や間質の流れをスムーズにし、毛細血管の「穴」が減ったり縮んだり詰まったりすることを予防・改善することになります。そして、毛細血管の血液成分すなわち「血」と、間質の組織液すなわち「水」が行ったり来たりすることを速《すみ》やかにします。

肌は「血」と「水」が不足することで乾燥が進み、老化が進んでしまいます。これに対して駆瘀血剤で「血」と「水」のめぐりをよくすることで、肌に栄養素を行きわたらせるとともに、みずみずしさを与えることができます。

栄養と「水」を得ることで皮膚はターンオーバーを正常化させることになり、肌は日々生まれ変わり、シミやニキビ、手足の荒れなどの肌の悩みが身体の中から改善されることが期待されるわけです。

かつて私が在籍した大学病院の皮膚科では、先進的に漢方薬を使っていましたが、中でも桂枝茯苓丸を最も多く使用しており、その効果は研究室全体でとてもよく認識されていました。

桂枝茯苓丸で使われている桂枝という生薬は、ニッキ飴などの材料として知られるシナモンです。細胞の基礎試験で、この桂枝に毛細血管からの血液の漏れを防ぎ毛細血管が消えていくゴースト血管を増やさないようにする効果があることが認められています。

桂枝茯苓丸の構成生薬のうち、桃仁《とうにん》や牡丹皮は血液循環を改善する働きがあるとされる生薬です。また、芍薬は痛みをとる代表的な生薬とされてきました。男女問わず、また体力が乏しいタイプから体力が充実したタイプまで幅広く適応される、とても使いやすい薬といえます。

一方、私は皮膚科診療で、当帰芍薬散という駆瘀血剤もよく使います。この薬が合うのは、精神的緊張が見られるような患者さんです。冷えがあって、アトピーのような皮膚疾患を持つ人はみな緊張感が強く、身体だけでなく精神的に弱っていることが多く見られます。こうした傾向は、女性だけでなく男性にもよく見られますが、男性にも問題なく使えます。

当帰芍薬散の駆瘀血の作用は桂枝茯苓丸よりも軽く、桂枝茯苓丸が合う人よりもやや色白できゃしゃ、貧血気味で、腰が冷えて胃腸が弱いという人に向いています。竹久夢二《たけひさゆめじ》の描くような色白で面長でほっそりした柳腰の女性に向く薬とされ「トウシャク（当芍）美人」という言葉もあります。

女性の産後は瘀血の症状やじんましんが出やすく、当帰芍薬散がよく効く例が多く見られます。また、生理周期が不順な女性もアトピーをはじめとした皮膚疾患を発症しがちですが、当帰芍薬散の投与により皮膚状態がよくなるとともに、生理周期が改善したという報告もよく聞きます。

すなわち当帰芍薬散は、温めて瘀血をとることで体内を正常化して、皮膚病が治る素地をつくることに役立つと考えられるわけです。「冷えとむくみに当帰芍薬散」と宣伝している漢方薬メーカーもあります。

しばしば妊娠中にアトピー性皮膚炎が悪化し、患部がまっ赤になった状態で来院する患者さんがいます。こうした方はお腹の赤ちゃんへの影響を恐れて、「なるべくステロイドを使わないでほしい」と訴えることが少なくありません。

そんなとき、当帰芍薬散などの漢方を併用するとスムーズに治療が進み、結果的にステロイド剤の使用も減らすことができる例もよくあります。

体力のない人には補中益気湯を併用

体力のなさそうなほっそりとした患者さんに対して、私は駆瘀血剤とともに補中益気湯《ほちゅうえっきとう》の処方をとてもよく併用します。この薬は人体の「気」「血」「水」の生命エネルギーのうち、「気」を補う作用を持った「補剤」と呼ばれるグループに入る薬です。

病気の人はだいたい「気」を損ねた気虚という状態にあります。こうした人に元気をつけようと思ったら、人参《にんじん》や黄耆《おうぎ》と呼ばれる生薬成分を供給するとともに、食欲を回復してもらい、神経系統の緊張を解くことが必要です。補中益気湯は、これらのベースとなる薬剤です。

アトピー性皮膚炎は、悪化と改善の波が繰り返しやってきます（101ページ参照）。補中益気湯は長期にわたって悪化の波を低くしていくのに役立ちます。漢方薬で健康になる柱（根幹）が整ってくることになるのです。

アトピーが治っていくためには漢方薬だけでなく、食事や運動などの健康回復の柱を何本も立てなければなりませんが、これらを西洋医学と併用することでとても有効に働くことが少なくありません。

皮膚科診療では「本当に漢方を使って助かった」と思えることをよく経験します。

小さい頃からアトピーで悩んでいた18歳の受験勉強中のB子さんが、はじめて私のクリニックを訪れました。ずっとステロイド剤を塗ってきた影響で、顔の皮膚が、血管が透けて見えてしまうくらい薄くなっています。多くの患者さんの例と同じく、「ステロイドをやめて、漢方薬で治せないかと思って……」との要望でした。

一方で、これまで何度かステロイドをやめてみたけれど、その都度リバウンド（治療をやめることで症状がさらに悪化すること）も起こし、入院したこともあったとのことです。

彼女の話を聞いていくと、不安感が強く、落ちこみやすい性格であることを自分で話しています。また、イライラしやすい、目がさえて眠れないといった悩みも持っていました。

漢方の場合、顔に出てきた症状は「気」の異常ととらえます。「気」は身体を維持するためのエネルギーで、「上気する」という言葉があるように、「気」が上に集中してしまうと、顔に症状が出てきます。緊張すると顔が真っ赤になった経験は誰でもお持ちのはずですが、あの状態をイメージするとわかりやすいでしょう。

B子さんがまさにその状態でした。そこで、顔のほうに集中した気をうまくめぐらす、つまり気の異常を治す補中益気湯と、皮膚の症状を抑える十味敗毒湯《じゅうみはいどくとう》という漢方薬を処方したところ、赤みは2週間後からよくなりはじめ、1カ月後には精神面でも落ち着きを取り戻しました。

半年後には赤みもすっかりとれ、きれいな状態になりました。

アトピー性皮膚炎に用いられる漢方薬の効果については、これまでいくつも臨床試験がおこなわれて、「科学的に効くことが証明された」という報告がなされています。

アトピーやニキビは駆瘀血剤＋清熱剤で対応

アトピーの原因は、瘀血などの体質的な要素と食べ物やダニなどのアレルギー源という要素の両面が考えられます。そしてアトピーの治療も体質を改善させる根本治療と、「かゆい」とか「患部がグジュグジュする」「カサカサする」などの症状をやわらげるための対症療法の2本立てで考えることになります。

東洋医学では体質改善を目指す根本療法を「本治《ほんち》」と呼び、主に症状をやわらげる対症療法の薬を「標治《ひょうち》」と呼んでいます。そして実際の臨床現場では、「本治」は漢方薬や食事療法などで体質改善をはかり、「標治」はステロイド剤などの西洋薬が用いられるのが一般的です。

普通アトピー性皮膚炎は塗り薬のステロイド剤を用いる現代西洋医学の標準治療だけで、

症状はだんだん軽くなっていくはずです。ところが、とくにかゆみなどの症状がつらい場合や長い期間でだんだん悪化していく場合には、本治用と標治用の漢方薬を併用するとよい効果が得られることが少なくありません。

漢方医学では炎症は「熱」によって起こると考えます。そして熱を抑える作用があるとされることによって炎症をやわらげる働きを持った漢方薬を「清熱剤《せいねつざい》」と呼んでいます。ですから、アトピーの漢方治療では、桂枝茯苓丸のような本治の薬にプラスして標治として清熱剤を用いることが多くなります。

アトピーの中でも、かゆみが強くてジュクジュクとした滲出液《しんしゅつえき》が出るなど、湿り気の強い症状があらわれる場合には、標治として黄連《おうれん》解毒湯《げどくとう》や越婢《えっぴ》加朮湯《かじゅつとう》、消風散《しょうふうさん》などの漢方薬がよく使われます。顔面が紅潮したり、目が充血している人、さらにイライラやのぼせなどがあると、これらの薬剤が向いていると考えられます。

長い間アトピー性皮膚炎に苦しんできた小学1年生のC君が来院しました。生後まもなくから湿疹《しっしん》があらわれ、近所の皮膚科でステロイド外用剤を中心に治療を受けていましたが、症状がだんだん悪化してきたので、保護者が漢方治療を希望したのです。

患部にジュクジュク傾向があって、炎症が強いので消風散や黄連解毒湯を組み合わせて処方しました。その結果、1カ月ほどで、「こんなにきれいになるのか」と感動するほど改善しました。もちろんこんな例はけっして珍しくありません。

一方、皮膚がカサカサに乾いて、ポツポツと湿疹が見られるタイプのアトピー性皮膚炎の標治には十味敗毒湯がよく用いられます。この薬は19世紀初め、世界ではじめて全身麻酔《ますい》で乳がんの手術をしたといわれる華岡青洲《はなおかせいしゅう》が、化膿性の皮膚疾患に用いる処方として創り出した薬です。計10種類の生薬で構成されていることから、「十味」と名づけられました。

ニキビも炎症のひとつなので、その治療でも十味敗毒湯や荊芥連翹湯《けいがいれんぎょうとう》という漢方薬が清熱剤としてよく用いられます。そして、この２剤はニキビのタイプによって使い分けられています。

十味敗毒湯は表面から膿《うみ》が出るようなニキビに効果的で、荊芥連翹湯は湿り気が多く紅色のポツポツが多いニキビに役立つことが多いようです。

18歳のA子さんは、中学生頃から顔面のニキビに悩まされるようになり、悪化と軽快を繰り返していましたが、ここ1年ほどのうちに悪化したということで来診しました。

近所の皮膚科や内科に相談していろいろな抗菌薬などの現代医学的治療を試しましたが、よくならなかったとのことです。そこで標治として十味敗毒湯に荊芥連翹湯の２剤と、本治として瘀血を治す作用のある加味逍遙散《かみしょうようさん》を加えたところ、３カ月後にはかなり改善し、約1年後には「もうすっかりニキビの悩みは消えました」ということで治療終了となっています。

女性疾患によく使う3剤

東洋医学では瘀血は、女性の月経障害や更年期障害など古くから「血の道症」といわれてきたような症状につながるといわれます。そのため女性特有の種々の症状に対してはとてもよく駆瘀血剤が使用されてきました。

血の道症に対応する漢方薬として、当帰芍薬散、加味逍遙散、桂枝茯苓丸という3剤は「婦人科の三大処方」と呼ばれてよく用いられます。これら3剤の使い分けは、私が専門とする皮膚疾患の治療のうえでもきわめて有益であることを経験してきました。

3剤の中でも駆瘀血剤の代表である桂枝茯苓丸は、婦人科領域でも最も幅広く用いられています。とりわけ月経に関連した疼痛《とうつう》や排卵痛にもよく効く漢方薬です。また、乳腺炎や鬱滞性《うったいせい》のリンパ管炎、青あざができるような打撲傷の初期などにも改善効果があります。

「女性の聖薬」ともいわれる当帰芍薬散は、やはり女性特有の症状に広く用いられています。月経困難症などの月経トラブル、産前産後、冷え症などの「血」の異常に対して温めて循環をよくしたり、精神的緊張を解くなど、女性の身体に起こりがちな種々の異常に対応した生薬がうまく配合されています。

穏《おだ》やかな作用の材料で構成されているために、妊娠時にも安心して服用を続けることができるばかりでなく、妊娠による異常をも改善していけるというところが特徴です。そしてゆっくり効果を発揮するところが、使いやすさのポイントになっています。

私は妊娠中の患者さんにはできるだけ穏やかな駆瘀血作用を示す当帰芍薬散のみを使用するようにしています。

アトピーで来診した18歳の女子高校生D子さんは、ひどく皮膚が乾燥し、黒っぽくなっていました。生理前になると決まってイライラし、下痢になるとのことで、そのたびに皮膚症状が悪化すると訴えます。ホルモンバランスが乱れていることがうかがえました。

そこで、皮膚の炎症を改善する消風散のほかに、血液のめぐりをよくしてホルモンのバランスを整える目的で瘀血に対する当帰芍薬散を処方したところ、１カ月で症状がずいぶん改善しました。そして2カ月後にD子さんは、「生理がこれまで不順だったけれど、ちゃんとくるようになりました」と話しました。皮膚の状態だけでなく、生理不順まで改善してしまったわけです。

加味逍遙散は瘀血を治す力が弱いので、駆瘀血剤に分類されていませんが、「ここも痛い」「あっちも痛い」と訴えがなかなか定まらずに「逍遙」する人に向いているとされる薬です。

何か精神的ストレスを抱えているような人、のぼせや動揺が見られる人、口が苦《にが》いと訴える人などが対象とされます。こうした症状は気があらぬ方向に流れている「気逆」という状態によるものとされます。とくに更年期の患者さんに用いられることが多い薬です。

加味逍遙散の構成生薬には柴胡《さいこ》という生薬を含みますが、こうした薬剤を柴胡剤と呼びます。柴胡剤は肋骨の下あたりに張りを覚える「胸脇苦満《きょうきょうくまん》」と呼ばれる症状が使用目標となります。

加味逍遙散と駆瘀血剤の桂枝茯苓丸との併用は、非常に相性がよく有効性を高め合うといわれています。

一方、桂枝茯苓丸や当帰芍薬散が適応するような人よりも、さらに強い瘀血を持っている人に使われるのが桃核承気湯や通導散などの漢方薬です。桃核承気湯は、桂枝茯苓丸、当帰芍薬散と合わせて「瘀血三大処方」と呼ばれています。

桃核承気湯も女性によく処方される漢方薬ですが、舌の裏側が赤黒い色に膨《ふく》れ上がっているといった強い瘀血の目印がある人に適しています。月経不順、月経困難症、月経にともなう不安やイライラによく用いられます。

また、血流改善効果から痔、急性大腸炎、腸閉塞、歯痛、打撲、湿疹、やけど、ニキビ、めまいなどにも役立つとされ、便秘に対しても有効です。

桃核承気湯の薬名は構成生薬の中心になっている「桃核」と、生命エネルギーである「気」をめぐらせて元気をつけるという意味の「承気《じょうき》」から生まれました。「桃核」は桃の種子の外側の硬い殻を割って取り出した中にある実を日に干してつくったもので「桃仁」とも呼ばれます。クスノキ科の常緑樹の樹皮を利用した「桂皮（シナモン）」とともに、血管を拡張して血行を改善する作用があると考えられています。また、「大黄《だいおう》」や「芒硝《ぼうしょう》」という成分には強い便通作用があります。

桃核承気湯は便秘治療に用いられる半面、下痢という副作用があり、他にも発疹、発赤、かゆみ、食欲不振、胃部不快感、腹痛などが起こる場合があります。また子宮を収縮させるような作用もあるため、妊娠中の女性に使うことができません。

女性の身体は月経周期などによって大きく変わり、たとえば排卵期が終わって黄体期に入るとき、瘀血が強くなると考えることができます。そこでこうした時期には桃核承気湯がとくに合うということが多いようです。

もうひとつ女性疾患によく用いられる漢方薬として芎帰調血飲《きゅうきちょうけついん》という漢方薬があります。マタニティーブルーなど、心身の不調を抱えたお産のあとの女性などによく使われる薬です。芎帰調血飲は当帰芍薬散と同じく当帰、川芎《せんきゅう》を含んでいて「血」を補う役割は同じですが、「気」を補う力がより強いといわれます。ですから、瘀血はあっても桂枝茯苓丸や当帰芍薬散が用いられる人よりも、もっと体力の弱々しい人を対象にしています。

第6章

健康に若返る生活術

「ご飯は太る」「パンはヘルシー」は大間違い

身体の中を流れる「水」は全身の細胞に酸素と栄養を届け、老廃物を回収する大切な役割があることを紹介してきました。「水」が順調に流れることが健康と若返りに結びつくわけです。

ただ、血液の場合、その循環をつくり出すために心臓という強力なポンプがありますが、間質《かんしつ》の組織液などの「水」を流すための専用ポンプはありません。この流れを保つには、食生活や運動、マッサージ、呼吸法など、外からの働きかけが大きくものをいうことになります。まず「水」の流れをよくするための食生活から考えていきましょう。

日本人は１９６０年代に１人当たり年間１２０キロ近い米を食べていましたが、２０１３年にはその量が60キロを割りました。私たちは半世紀前の半分しか米を食べなくなっているのです。最近の高校生を対象としたある調査では、朝食に米のご飯を食べて登校する学生は、４人に１人しかいないそうです。

もちろん、代わりにパンや麺類の消費量は増大し、摂取カロリー全体が大きく増えています。そして、この半世紀の間に日本の糖尿病の患者数はなんと数百倍にも増えてきまし

図22▶シドニー大学 食品GI値

低GI食品の例（GI値55以下）	
海藻類	20以下
野菜・キノコ類	30以下
プレーンヨーグルト	25
牛乳	30
バター	30
卵	30
大豆	30
リンゴ	38
ブドウ	46
キウイ	52
そば	54
肉・魚介類	55
玄米	55
ライ麦パン	55
サツマイモ	55

中GI食品の例（GI値56–69）	
レーズン	57
パスタ	60
砂糖（蔗糖）	65
パイナップル	66
高GI食品の例（GI値70以上）	
スイカ	72
トウモロコシ	75
コーンフレーク	75
シリアル	76
白米	81
フライドポテト	85
もち	85
うどん	85
食パン	91
フランスパン	93

た。米の消費減少と糖尿病の増大には何か関係があるのでしょうか？

ＧＩ（グリセミック・インデックス）値というものが、それを説明してくれそうです。

ＧＩ値とは、食後の血糖値の上昇を数値化したものです。この数値が低ければ、同じカロリーの食事でも、食後血糖値の上昇が抑えられるのです。すなわち摂取後、急激に血糖を上げず、ゆっくりと吸収されるため糖尿病のリスクが低くなります（図22）。

たとえば玄米のご飯は55ＧＩ、白米のご飯は81ＧＩに対して、食パンは91ＧＩ、フランスパンは93ＧＩ。パン食に対してご飯食は糖尿病のリスクはより低いと考えられます。ご飯食はより瘀血をつくりにくい食事といえるでしょう。

また、ご飯の副食は、魚でも肉でもサラダでも煮た野菜でもおしんこでも餃子でも、何でもOKでしょう。さらに和食の食材としてよく取り入れられる酢や寒天、オクラや、こんぶなどのネバネバした水溶性食物繊維を含む食品も食べ物を吸収しにくくし、血糖上昇を緩《ゆる》やかにします。

一方、パンの副食の選択肢となると、だいたい肉類とサラダくらいに限られてしまうでしょう。ご飯のほうがパンよりもバラエティ豊かな食卓になるはずです。

また同じご飯食にしても、「食べる順」を考えるとより健康的な食事ができます。GI値の低い食品、消化しにくいもの、カロリーの低い野菜から食べると、吸収が遅くなり、血糖が上がりにくくなるのです。

糖尿病が蔓延《まんえん》するようになった日本では、もともと日本人がなじんでいたご飯食をもっと見直すべきということなのではないでしょうか。

「腹七分目」に老化防止効果

食べすぎが続くと体内にゴミ（老廃物）が溜まり、免疫システムが暴走したあげく炎症を引き起こし、さまざまな生活習慣病につながってしまうことは第3章でお伝えしました。

肥満者の身体ではゴミを体内に入れ続けて自然炎症による弱い慢性炎症が続いています。これは東洋医学でいう瘀血《おけつ》の状態とぴったり重なるのです。

２００９年、アメリカのウィスコンシン大学の研究チームは、アカゲザルを使ったカロリー制限の効果についての研究の結果を報告しました。好き放題に餌《えさ》を食べさせたサルのグループと標準的な摂取カロリーの70％に制限したグループに分けて25年間にわたって調べたものです。

結果、好き放題に食べさせたサルは見た目にも老化が早く短命だったのに、カロリー制限をしたサルは生活習慣病にかかりにくく長生きしました。**「腹七分目」**が、**生活習慣病の予防や長生きに結びつく**ことが示されたのです。

このアカゲザルの研究では、好き放題に食べさせたサルにはコーンスターチなどのＧＩ値の高い餌が与えられ、カロリー制限をしたサルには小麦やとうもろこしなどのＧＩ値の低い餌が意図的に与えられていたようです。健康と長寿にはカロリーの量だけでなく、食品の種類も関係があることも示されました。

アカゲザルの実験の結果、「食事制限こそ最も効果的な長生き法」とされるようになりました。食事制限をしている間、栄養を感じとる信号が抑えられたことによって細胞内を掃除したりリフレッシュするオートファジー（１２１ページ参照）という働きが活発になったのではないかと考えられます。

また、線虫やショウジョウバエを用いた実験では、栄養を抑えることでオートファジーが働いて長生き効果を発揮するといわれています。オートファジーの活動は加齢とともに衰えてくるのが普通ですが、「腹七分目」により瘀血を抑え、オートファジーの衰えを止めて、老化防止の効果がもたらされているようです。

背中の青い魚が血液をサラサラにする

背中の青い魚に含まれるＥＰＡ（エイコサペンタエン酸）やＤＨＡ（ドコサヘキサエン酸）という油脂が血中コレステロールを低下させ、血液サラサラ効果をもたらすということがすっかり知られるようになりました。この油脂は「不飽和脂肪酸」というグループ、さらに「オメガ３系」と呼ばれるグループに分類されています。

さて、１９６０年代、日本には「リノール酸神話」というものが席巻《せっけん》していました。植物油のリノール酸に血中コレステロールを低下させる効果があるとされていたのです。日常の食卓にはリノール酸のべに花油などの植物油を用いた天ぷらや炒め物がよく取り入れられていました。リノール酸は不飽和脂肪酸の中でもオメガ６系と呼ばれるグループに分類されています。

しかし、今日ではリノール酸のとりすぎはアレルギーを悪化させたり、大腸がんなどのリスクを高めることがわかってきました。さらに心血管死亡が上昇してしまうかもしれないといわれるようになっています。

食用油脂脂質は、飽和脂肪酸と不飽和脂肪酸に分けられます。さらに不飽和脂肪酸は、オメガ３系、オメガ６系などに分類されます。

飽和脂肪酸は、ラードやバターなど、肉類の脂肪に含まれていて、中性脂肪やコレステロールを増加させる作用があるため、血中に増えすぎると動脈硬化の原因になります。

一方、不飽和脂肪酸は魚類や植物油に多く含まれ、エネルギー源や身体の構成成分となるほか、血中の中性脂肪やコレステロールの量の調節を助ける働きがあります。とくに不飽和脂肪酸のひとつであるＥＰＡやＤＨＡなどのオメガ３系脂肪酸は、細胞膜の材料となり、中性脂肪を減らし、善玉コレステロールを増やすことで知られています。

２００６年、ハーバード公衆衛生大学院では、全部で何十万人も参加した20におよぶ研究を分析し、サケ、ニシン、サバ、イワシなどの脂肪分の多い魚を約85グラム、週に１～２回食べると心臓病による死亡リスクが36％低減するという結論を発表しています。

オメガ３脂肪酸は血中の悪玉コレステロールや中性脂肪を減らし、血圧や心拍数、血管機能を調整して瘀血を抑えて、命に関わる動脈硬化を防ぐ効果があります。

野菜が持つ病気予防作用

野菜の多くにも、血液サラサラ効果や動脈硬化の予防作用が報告されています。ただ、野菜はとても種類が多く、それぞれさまざまな成分が含まれているので、どういう成分がどういうメカニズムで血液や血管によい効果をもたらすかまだよくわかっていません。それでも「こんな野菜が血行をよくする」という報告はかなりたくさんあるようです。

ニンニクやネギ類の強烈な辛《から》み成分は硫黄《いおう》化合物という物質です。硫黄化合物には動脈硬化の予防効果が報告されています。とりわけタマネギは、スライスしたとき涙が出るほど強烈な硫化アリルという硫黄化合物を持っています。

この硫黄化合物は空気に触れると酸素と反応してトリスルフィドという物質に変化します。そしてトリスルフィドには血液をサラサラにする作用があるのです。

タマネギはスライスして15分～1時間、空気にさらしてから調理すると効果的です。硫黄化合物は加熱すると効果を失ってしまいますが、トリスルフィドは加熱しても効果は消えません。むしろ加熱によって数倍に増えるそうです。ですから、血液サラサラ効果を得るために必ずしも生のオニオンスライスを食べる必要はなく、炒めるなどの加熱した料理で食べてもOKだそうです。

多くの野菜に含まれているビタミンCやEは「抗酸化ビタミン」と呼ばれます。これらのビタミンは細胞を傷つける活性酸素といわれる悪玉を除去する作用があるといわれ、血管が傷つくことを防ぐ働きをしている可能性があります。

また、野菜や果物に多く含まれるカリウムには塩分排出効果があります。減塩効果により動脈硬化の危険因子となる高血圧を予防していることになるわけです。

野菜やキノコ類の多くは食物繊維が豊富です。食物繊維には炭水化物（糖質）が吸収されるのを抑えて、血糖値の上昇やコレステロールなどの脂質の増加を防ぐ効果があります。動脈硬化性疾患の予防のために食物繊維の摂取を増やすことが推奨されています。

野菜売り場では、植物の新芽を利用した「スプラウト野菜」がいろいろ見られるようになっています。かいわれ大根をはじめ、アルファルファ、ブロッコリー、ラディッシュ、マスタード、クレス、レッドキャベツなどなど。植物は最初の葉が出る頃、自分が成長するために、種子のときには持っていなかった栄養成分をつくり出します。

スプラウト野菜にはとりわけ血中コレステロールや中性脂肪を低下する作用を持つ植物ステロールという成分、貧血の予防や免疫力を支えるのに重要なビタミンBの1種の葉酸、血圧を降下させたり、神経を安定させるなどの作用があるギャバなどの成分が多く含まれることが注目されています。

大豆はポリフェノールのひとつであるイソフラボンも含んでいます。イソフラボンは女性ホルモンに似た働きをするので、とくに更年期以降の女性などに、動脈硬化を予防する効果が期待されます。

とりわけおすすめの大豆製品は納豆です。納豆には、ネバネバ成分のナットウキナーゼが含まれています。ナットウキナーゼには、血液をサラサラにする効果があります。血液サラサラは、瘀血が少ないということであり、美しい肌と健康に結びつくわけです。

果物が体内環境を守る

肌と健康を守るうえで、野菜とともに果物が欠かせない食材であることは世界の常識です。２０１８年のアメリカ皮膚科学会誌の電子版に、食習慣と顔のシワの関係を観察した研究の結果が発表されました。オランダ在住のお年寄り３０００人近くを対象に調査したものです。これによると、赤身肉やスナック菓子の摂取が多い人にはシワが多く、果物をよく食べる人にはシワが少なかったそうです。

グリーンスムージーという言葉がすっかりおなじみになってきました。専門店も登場しているようです。グリーンスムージーはアメリカの料理研究家、ヴィクトリア・ブーテンコさんが考案した飲み物です。

生野菜と果物と水をミキサーで混ぜ合わせてつくります。私は毎朝、妻が用意してくれるグリーンスムージーを飲むことが習慣です。フルーツの甘味が効いて口当たりがとてもよく、私の健康法のひとつになっています。

レモン、ミカン、ハッサク、ダイダイなどの柑橘類《かんきつるい》の実や皮に含まれているヘスペリジンという物質は、別称「ビタミンP」ともいわれますが、独立したビタミンとはされていません。ヘスペリジンにはいろいろな薬理作用があると報告されていますが、ラットを使った研究で、コレステロールや血圧を低下させることが示されています。

日本の「動脈硬化性疾患《しっかん》予防ガイドライン２０１７年版」でも、**「果物の摂取は冠動脈疾患および脳卒中リスクを低減させる可能性があり、果物の中でも糖質含有量の少ないものを適度に摂取することが勧められる」**と明記されました。

果物をよく食べている人ほど、「脳卒中や心筋梗塞《しんきんこうそく》死亡率が低い」「糖尿病予防にもいい」、ミカンの仲間である柑橘類の摂取頻度が多いほど「総死亡率が低い」、また、果物の摂取量が多いほど「高血圧有病率が低い」などの報告があります。すなわち、果物は血管を守り「水」の流れを支えて瘀血を抑える働きがあることをうかがわせます。

もちろん果物はたくさん食べれば食べるほど健康になるというわけではありません。フルーツは概して野菜より高カロリーです。果物の糖分（果糖）は甘いケーキと同様に癖になりやすく、とりすぎから肥満を招くことになりがちです。漢方の世界でも「果物のとりすぎは身体を冷やす」と戒《いまし》めています。

厚生労働省の食事バランスガイドでは、果物摂取量の目安として「1日200グラム」と推奨されています。その量はミカンだと2個、あるいはリンゴ1個や、ナシ1個、ブドウ1房、キウイ2個程度になります。

果物は野菜と違ってそのまま生で食べられるというメリットがあります。熱でビタミンCが壊される心配はないし、野菜を生で食べたときのようにドレッシングやマヨネーズをかけて余計なカロリーを摂取する心配もないでしょう。体内の「血」と「水」の環境を守るうえで、果物も欠かせない要素です。

食事メニューの提案だけで難治アトピーが解消

私が医者になった1975年頃は、アトピー性皮膚炎で「これはひどいな」と思うような症例でも、ステロイド治療などでほぼ治《なお》っていました。ところが、１９８０年代の半ば頃、私だけでなく皮膚科の専門家はみな、成人性アトピー性皮膚炎で「どうも治りにくいなあ」という症例に急にたくさん出会うようになってきたのです。

大学の研究室にいた私たちは、食べ物とアトピー性皮膚炎の発症との関係をますます強く意識することになります。

アトピー性皮膚炎の増大自体が、ハンバーガーやフライドチキンなどカタカナ食品やインスタント食品が進出する一方、米食や魚食の後退という食生活の大転換の時代に合わせて出てきた現象だったからです。

成人性アトピーの患者さんに対して、少し治りにくければ、瘀血を治すための漢方薬や「甘いものは食べすぎないように」「野菜を十分とるように」などの食事指導を併用しはじめています。

しかし、成人性アトピーはそれほど簡単に治るものではありません。難治の例がどんどん増えてきたため、私たちの研究室では食養生について根本から考え直しました。そして、日本でアトピーがあまり問題になっていなかった昭和30年代の和食に戻すことを考えたのです。

たとえば肉やリノール酸と呼ばれる植物油や甘いものを極力減らし、野菜、海藻、穀類、魚中心の瘀血対策メニューへ移行することをおすすめするようにしました。この結果、私たちの受け持った成人型アトピーの患者さんの治療成績はとてもよくなっています。

とくに印象に残っているのは当時20歳で大学生だった女性のアトピーの患者さんの例です。彼女は、湿疹《しっしん》で顔が真っ赤な最重症の状態で私たちの診療室を受診しました。

中学生だった15歳頃から上肢《じょうし》、顔面を中心にかゆみをともなう皮疹が出現していました。高校生になって近所の皮膚科クリニックを受診して、「アトピー性皮膚炎」と診断され、ステロイドの治療を4年間受けていました。湿疹とかゆみの発作が出るたびにステロイドを塗ると軽快するということを繰り返していましたが、そのうち逆に徐々に悪化するようになってきたのです。

受診当初から彼女は、「自分はステロイドが合わないので漢方で治してほしい」と強く訴えていました。そこで補中益気湯《ほちゅうえっきとう》などの漢方薬を処方するとともに、肉食や脂肪の多いものは避け、野菜や魚を中心にした瘀血対策の食事メニューを提案しています。

この結果、この患者さんの湿疹は約4カ月で消えていき、健康な皮膚を取り戻すことができました。その後2カ月間は通院していましたが、長年悩んできたアトピーの症状はすっかり消し去ることができました。ほとんど食事療法だけで治療に成功した例です。

これまでさまざまな各種皮膚疾患における食事療法が有効との症例は、かなりたくさん報告されています。アトピー性皮膚炎ばかりでなく、乾癬《かんせん》、ニキビ、じんましんなど多くの疾患で食事療法の有効性が指摘されてきました。

食べた物をすべて専用の「ダイエットノート」というものにメモするだけでやせるというダイエット法がもてはやされています。同じように私たちもアトピーなどの皮膚疾患の治療に役立つと考えて、患者さんに食事ノートをつけるよう推奨していました。

何人かの患者さんからそれぞれがつけたノートを見せていただきましたが、こんなふうにちゃんとノートをつけた患者さんたちは不思議に治療成績がよかったようです。

何を食べたかをメモするだけでも、食事内容を反省し、瘀血を改善していくことに結びつくということなのだと思います。

サプリでミネラルを上手に摂取

瘀血を抑えて血管や微小循環系を守るための栄養素は、魚や野菜、果物類などの食材を積極的に食生活に取り入れていけばだいたい摂取できます。が、血管の健康に役立つミネラル類の中には、しばしば食事だけではどうしてもカバーしきれないものもあるので、気をつけなければなりません。

血圧を調節する成分に、カリウム、マグネシウム、カルシウムなどのミネラルがあります。カリウムには、排尿を促して腎臓からナトリウムと水分を排泄することで、血圧を下げる働きがあります。

そしてマグネシウムはカリウムの働きを助けます。そのマグネシウムは細胞膜の安定のために欠かせないミネラルで、適量をとることで血圧を下げる働きがあります。

カリウムはトマト、ほうれん草、豆類、イモ類などの野菜や果物のほか海藻類などに多く含まれています。また、マグネシウムは、海藻類、豆類などに含まれています。

日本人の食生活では、カルシウムが不足しがちなので、意識的にきちんととることが大切です。カルシウムが不足すると、心臓や血管を収縮させて血圧が上昇することになります。高血圧になりやすい人には、カルシウムの吸収や調節の機能がよくない人も多いので、とりわけ注意する必要があるでしょう。

カルシウムの吸収率が高いのは牛乳や小魚類です。また、マグネシウムは、カルシウムの吸収を助けるので、ともに骨をつくったり、血流をよくしたり、血圧を安定させるはたらきがあるので、マグネシウムを含む食品も一緒にとりましょう。

血管の老化防止に**欠かせない大切な栄養素**として**亜鉛**《あえん》が挙げられます。亜鉛は身体全体に常にあるもので、動脈硬化を進めてしまう活性酸素を除去するのに役立ちますが、不足すると高血圧の状態になり、動脈硬化が加速してしまうことになります。

　年をとると亜鉛含有量の多い食品が苦手になる人が多く、また消化吸収機能が悪くなるために亜鉛不足が多くなりがちです。亜鉛不足は味覚障害という問題を引き起こすことでも知られます。その結果、濃い味つけを求めるようになり、塩分摂取が増えてしまい、高血圧を引き起こしてしまうことがあるようです。

　亜鉛さえ十分に摂取すれば味覚障害は改善します。亜鉛はチーズ、かに、肉類、牡蠣《かき》などの食品に多く含まれています。中でも、粉チーズに使われるパルメザンチーズは亜鉛が多いので、パスタなどに活用しましょう。

　もちろん栄養は、食事から摂取するのがいちばんですが、出張や旅行、山登りなどで、ゆっくりと食事をできない人は、場合によってはサプリメントやビタミン剤などを利用しながら、瘀血を抑えて「血」と「水」を守る栄養を補給するようにしましょう。

適度の水分補給が「水」の循環には不可欠

　成人の身体の約60％は水からできています。人体の水分の約10％を失うと生命が危うくなり、20％を超えると死に至るとされています。そして身体に出入りする水分は、１日約

2・5リットルです。私たちの身体は、毎日大量の水分を失っており、それを補うことが必要です。

水分が不足すると身体にいろいろと不都合が出てきます。身体がだるい、こわばる、足がつりやすい、風邪が治りにくいなどの問題が起こります。また血中の水分が少ないといわゆる血液ドロドロなどの瘀血状態になって、脳梗塞や動脈硬化などの原因にもなります。

血中水分が少なくなれば当然間質の「水」の流れも悪くなるし、「水」が運ぶ栄養や酸素、免疫細胞、メッセージ物質も届きにくくなるでしょう。一方、細胞から出てくる老廃物を運び出す働きも落ちてくると考えなければなりません。

赤ちゃんのときには身体の約80%は水分ですが、年齢とともに少なくなって老年期になると50%程度になることもあるといわれます。また、一般に男性よりも女性のほうが体内水分量が多いのですが、更年期の女性は急激に女性ホルモンが減ることから水分不足になりがちです。そのためお年寄りや更年期女性はちょっとしたことで脱水状態になりやすい傾向があります。**年齢とともに水分は多くとらなければなりません**（図23）。

水不足になりがちなのは、とくに冬の間や汗をたくさんかく夏です。また塩辛い食事を続けると、細胞の中の水分が外へ流れ出すために、水分不足を招きやすくなります。

さらに体脂肪率が高い人の水分量は低く、逆に体脂肪率が低い人は高いのが普通です。

図23▶1日あたりの適切な摂取総水量

※食物、飲料すべての水を含む。1カップ:240mℓ

年齢		総水量
0〜6ヵ月		3カップ(0.7ℓ)
7〜12ヵ月		3.5カップ(0.8ℓ)
1〜3歳		5.5カップ(1.3ℓ)
4〜8歳		7.5カップ(1.7ℓ)
9〜13歳	男性	10.5カップ(2.4ℓ)
	女性	9カップ(2.1ℓ)
14〜18歳	男性	14カップ(3.3ℓ)
	女性	10カップ(2.3ℓ)
19〜70歳以上	男性	16カップ(3.7ℓ)
	女性	11.5カップ(2.7ℓ)

(出典:Institute of Medicine of the National Academies of Sciences 2004)

ですから、日頃から十分水分を補給し、塩分や脂肪とりすぎないようにすることが、健康を保つことにもつながります。

身体が水不足になっていることを示すサインはのどの渇《かわ》きです。普通は体重の1％の水を失うとのどが渇くといわれます。ところが、高齢になるとのどの渇きを意識しにくくなってしまうので、要注意です。

おしっこの色や回数によっても、十分な水分を摂取しているかどうかを判定することができるといわれます。うすい黄色のおしっこはほぼ十分な水分をとれていることを示します。おしっこが濃い色になっているときは、水分不足になっている可能性が高くなります。

適正な水の補給量は、食べ物に含まれる

水分を除いて飲み物として最低でも1日に1200cc、コップに5〜6杯といわれます。のどの渇きを自覚しにくいお年寄りは、少しずつ水を飲むよう配慮することが必要です。

昔は寝る前や夜中の水分補給のため枕元に水を置く習慣があり、この水は「宝水《たからみず》」と呼ばれていました。就寝前に飲む水は、血液をサラサラにし、脳梗塞や心筋梗塞の予防に役立つことが知られていたわけです。

意外かもしれませんが、女性はメイクの前に水を1杯飲むとよいといわれます。水を飲むと10〜15分くらいで皮膚に水分が到着し、肌がうるおい、化粧ノリがよくなるそうです。ただし、水分補給をお茶やコーヒーなどばかりに頼ることはおすすめできません。これらは利尿作用があるため、かえって体内の水不足を招くことになりかねないからです。水を飲んで水分摂取をはかることが基本です。季節を問わず、こまめな水分補給でみずみずしい毎日を過ごしましょう。

血管は筋肉を動かせば若返る

瘀血は皮膚にさまざまな症状となってあらわれるし、肩こりや冷えの原因となることをご紹介してきましたが、これらは「未病」の症状といえるでしょう。これらを放置すると悪化して血管の老化と間質の「水」の汚れが進み、脳梗塞や心筋梗塞、がんなどの重い病気に発展してしまうかもしれません。

そこで未病の段階で瘀血に気づき、生活改善をはかることが、大きな病気につながらないポイントとなります。

従来、心臓や血管の老化が進行すると元に戻らないと考えられていました。ところが１９８０年に生体内にこの老化の進行を抑える自己修復力があることがわかってきたのです。

血管の老化は、動脈硬化が起こったり血栓《けっせん》ができるなど血管の障害となってあらわれます。とくに高血圧や糖尿病では、血管壁が著《いちじる》しく厚くなって、内腔《ないくう》が狭くなったり、閉塞します。これに対して血管のいちばん奥にある内皮細胞にこの状態を修復する「弛緩《しかん》因子」というものが発見されました。

血管がみずから広がったり、血管の内側に脂質などが溜まるプラークを予防する働きがある「ＮＯ（一酸化窒素）」という物質が分泌されるのです。この血管の自己防衛の働きを発見したアメリカ人薬理学者たちが１９９８年にノーベル医学生理学賞を受賞しています。「人は血管とともに老いる」という言葉がありますが、血管の若返りが可能ということになれば、まさにこれはアンチエイジングです。

血管をしなやかにする生活習慣のひとつは運動することです。筋肉が動くことで血管内皮細胞からのＮＯの分泌がさかんになって出て、血管がしなやかに開き、血液の循環もよくなると考えられています。

有酸素運動と筋トレを組み合わせて血行改善

人体には大小含めて６００の筋肉があるといわれます。それぞれの筋肉が動くためには酸素が必要であり、運動をして筋肉を動かせば血流や「水」の流れがよくなり、筋肉のこりもとれていきます。

逆に運動不足になれば酸素が届きにくいので筋肉にこりが生じることになり、そうするとますます動きにくくなって運動不足が加速するという悪循環に陥《おちい》ることになります。

中国伝統の気功術のひとつに、トラやサルなど5種類の動物の動作を真似た「五禽戯《ごきんぎ》」という運動が取り入れられています。ヨガや太極拳《たいきょくけん》などのポーズも動物の動きに学んだと思われるものが少なくありません。

イヌやネコは寝起きや散歩に出かける前などに伸びをします。こうした動作は、人がスポーツの前後などにおこなうストレッチ体操と同じ効果をもたらすと考えられます。しばらく身体を動かさないでいる間に低下した筋肉の血行を再び盛んにする一方、関節の動きをスムーズにする働きがあると考えられるわけです。

ストレッチ体操と同じく、ラジオ体操やウォーキング、軽いジョギングなど時間をかけてゆっくりする運動を「有酸素運動」といいます。有酸素運動ではゆっくり呼吸することで、いっきに激しい運動をするよりも酸素をたくさん取り入れることになります。

このとき血管の内側の内皮細胞が整列して血流がよくなり、血管を広げる作用がある「ＮＯ（一酸化窒素）」がより多く出て、もっとしなやかに血管が広がります。これによってさらに血流がよくなり、さらに間質の「水」の流れもよくなるわけです。

効果的な有酸素運動のポイントは、「大きい筋肉が動くこと」「リズミカルにおこなわれること」「持続的におこなわれること」の３つだといわれます。

筋肉が動くことで酸素が消費されるので、太ももやふくらはぎやお尻などの大きな筋肉を使うことがいいわけです。リズミカルにおこなうことで楽しい気持ちになれるし、20～30分間続けておこなうことによって、全身の血行をよくするのに必要な刺激を筋肉に与えることができるわけです。

「ふくらはぎは第二の心臓」ともいわれますが、ふくらはぎをよく使うウォーキングは有酸素運動の基本です。また意図的に運動をしなくても、買い物や掃除など家事をしながらゆっくり身体を動かすことも有酸素運動と同じ効果を得られるといわれます。

図24▶**スクワットは長生き運動**

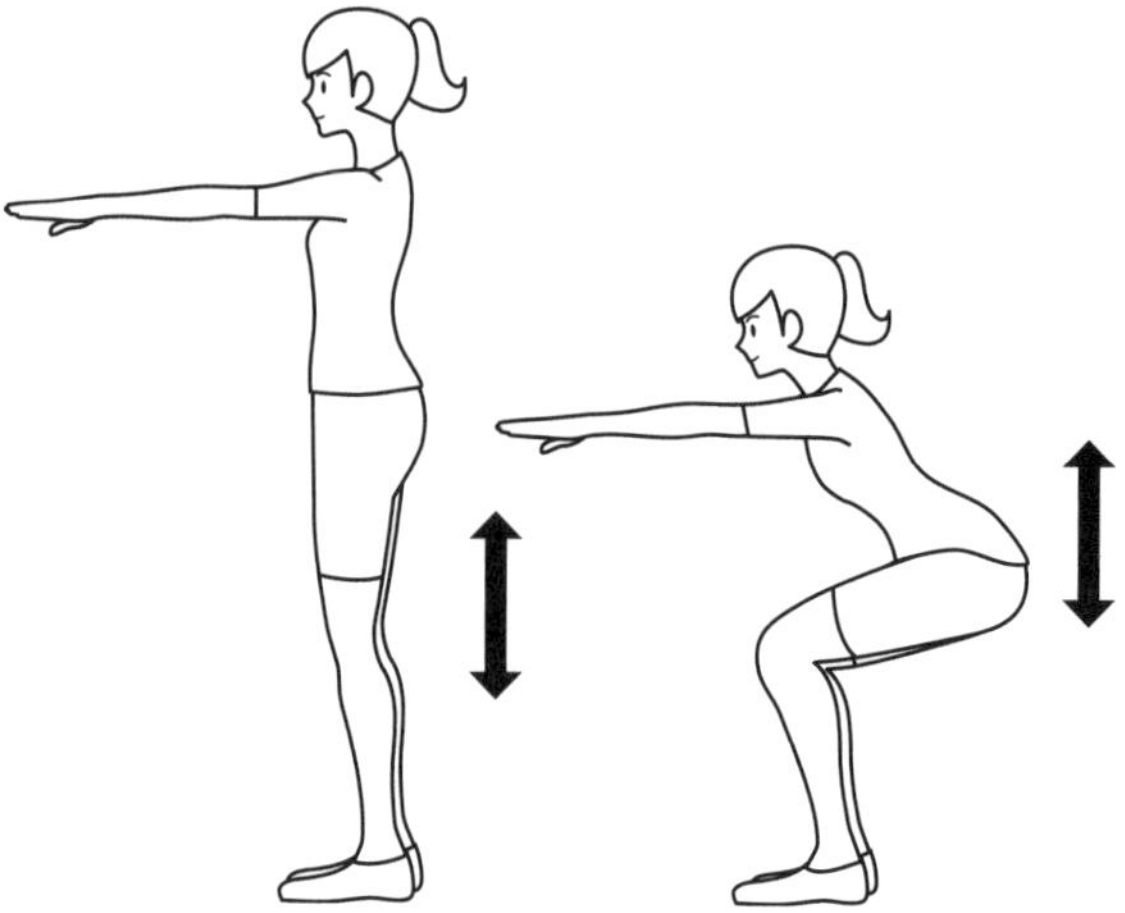

リンパ管にはリンパ液を流すポンプがなく、まわりの筋肉の動きなどが流れの動力源になります。したがって、こまめに身体を動かすことはリンパ液の流れを促進し、間質の組織液である「水」の流れをよくすることにつながるわけです。

一方、大きな筋肉を動かすという意味では、有酸素運動に下半身を中心とした筋肉トレーニングを組み合わせるとさらに血管にいい効果がもたらされます。

筋トレの基本運動としてはスクワットがおすすめです。直立した姿勢で足を肩幅に開き、ゆっくり膝を曲げて腰を下ろしていき、次に膝を伸ばして元の姿勢に戻るという動作を繰り返す運動です（図24）。

高齢の方は膝を傷めておられる方が多く、

図25▶かかとの上げ下げが血流を改善

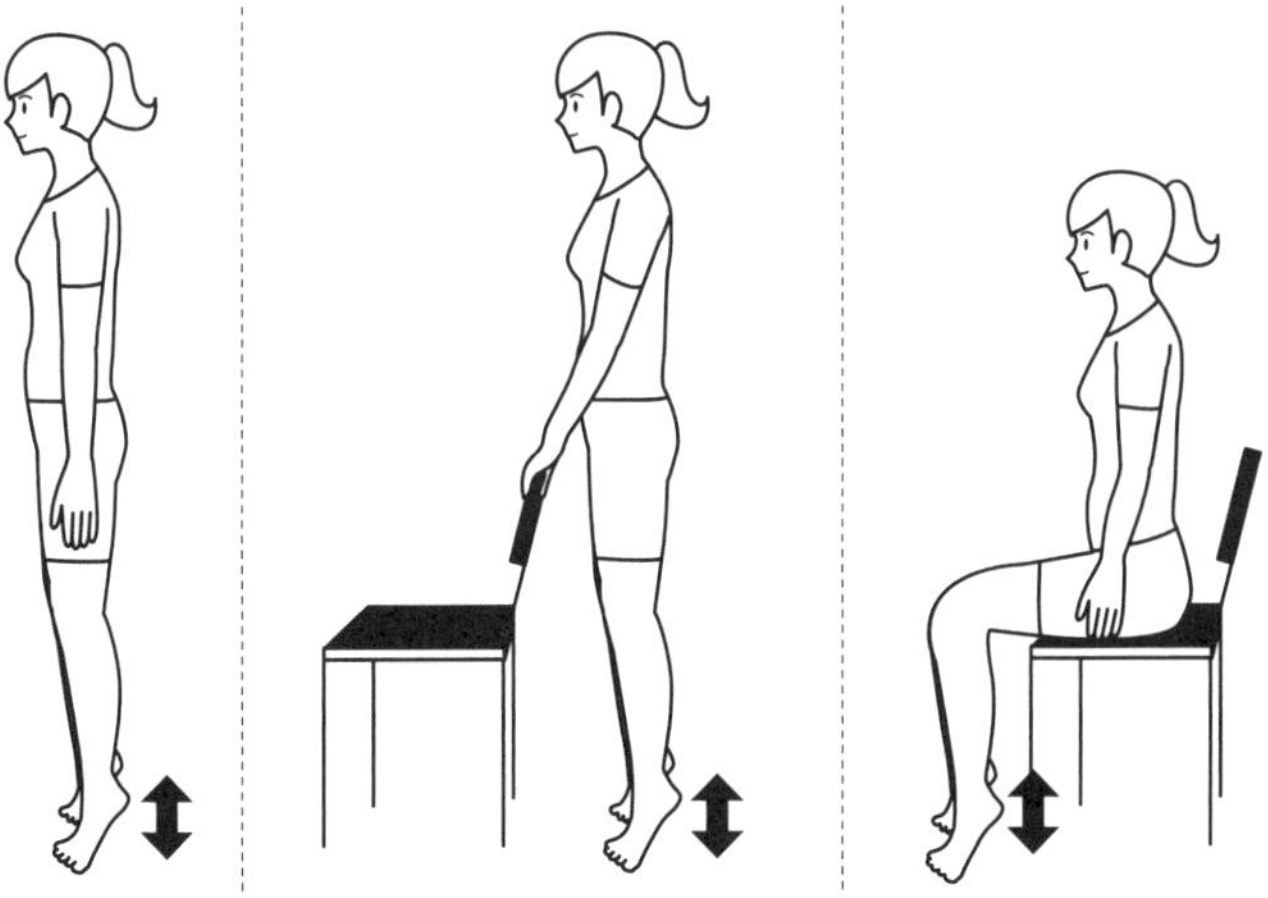

スクワットが難しい場合もあります。そんなときおすすめなのが椅子を使った簡単なスクワットです。背もたれをつかんで足を肩幅に開き、ゆっくり膝を90度まで曲げ、膝を伸ばしきる手前まで戻して、再び膝を曲げていきます。

２０１２年に92歳で亡くなった女優の森《もり》光子《みつこ》さんは、晩年まで舞台出演を続けるとともに１５０回のスクワットを続けられたといわれます。

また、かかとを上げ下げする運動も効果的です。座ったままでもいいですし、立っておこなってもよく、椅子などにつかまってもＯＫ。ふくらはぎが活発に働くことで血流アップ効果が期待できます（図25）。

マッサージは「血」と「水」の力を目覚めさせる

入浴時に湯船の中で、いつのまにかこった肩や筋肉痛の太ももを自分でマッサージしていることがあります。本能的に血流や、間質の組織液、リンパ管のリンパ液の流れの改善効果を求めているからでしょう。マッサージはそれを施《ほどこ》した局部だけでなく全身の「血」と「水」の改善＝瘀血予防につながります。

とりわけ血液に比べて流れの弱いリンパ液や間質の組織液は、マッサージの効果が大きくあらわれることになります。これらの「水」の役割は、毛細血管から引き継いだ栄養や酸素をすみずみの細胞まで届けることや、リンパ球などの免疫細胞を運ぶことです。

マッサージで「水」の流れをよくすれば、細胞を力づけて肌を輝かせたりすることになりますし、全身の免疫力をアップすることになります。

リンパ管には身体の表面近くを流れる「浅いリンパ管」とさらに身体の奥のほうの深層筋といわれる筋肉に包まれた「深いリンパ管」の2種類があることはすでに紹介しました。そして、それぞれに対する効果的なマッサージの仕方は異なっています。

浅いリンパ管に対するマッサージは、ぎゅうぎゅう力を入れる必要はなく、基本的に身

図26▶**マッサージの基本は身体の末端部から心臓に向かってさすること**

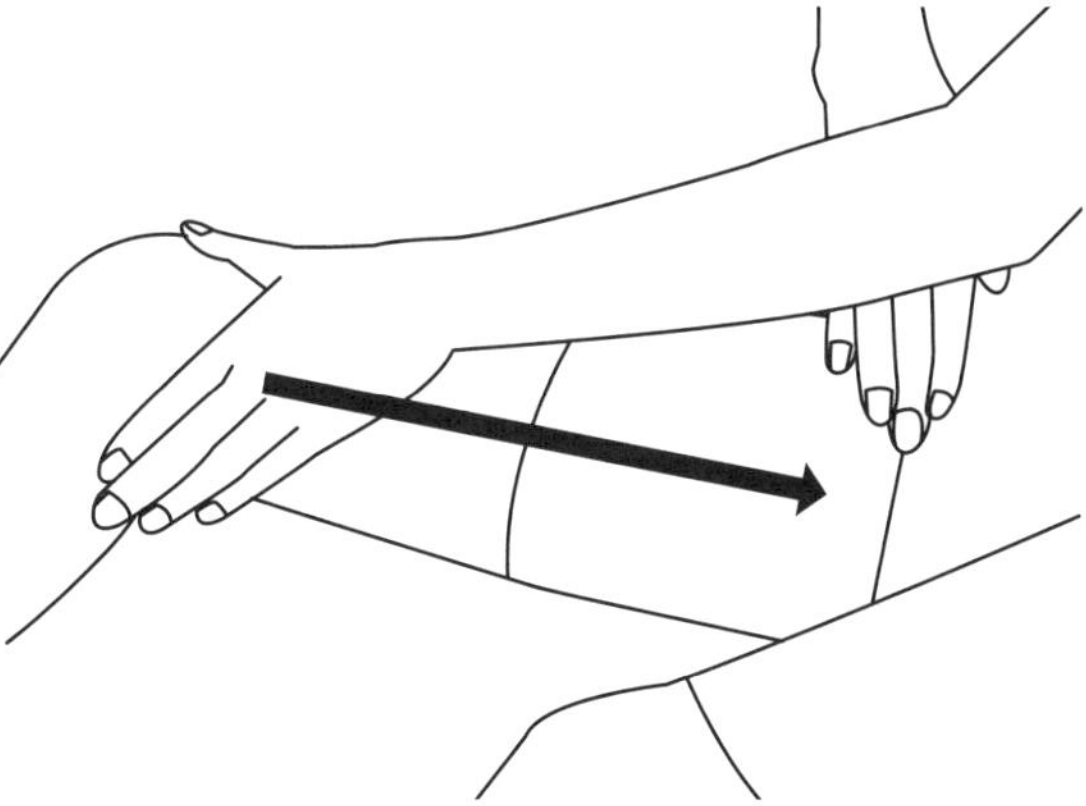

体の末端から心臓に向かうように体表をさすっていけばそれだけで十分効果が得られます。

とくに足にはふだん重力によりリンパ液が滞《とどこお》りがちです。そこで足の指の間、土踏まず、さらにふくらはぎやリンパ節のある膝裏やふくらはぎ、鼠径部《そけいぶ》などを、手と指でもむなどの刺激を与えることが効果的です（図26）。

また、手が届かない部位に対しては、少し水圧のあるシャワーやジャグジー、打たせ湯などを浴びることで、リンパへのマッサージ効果が得られます。

一方、深いリンパ管に対しては、セラピストなど誰かほかの人に施してもらう必要がありそうです。手のひら全体でしっかり

図27▶**瘀血をとるツボがある**

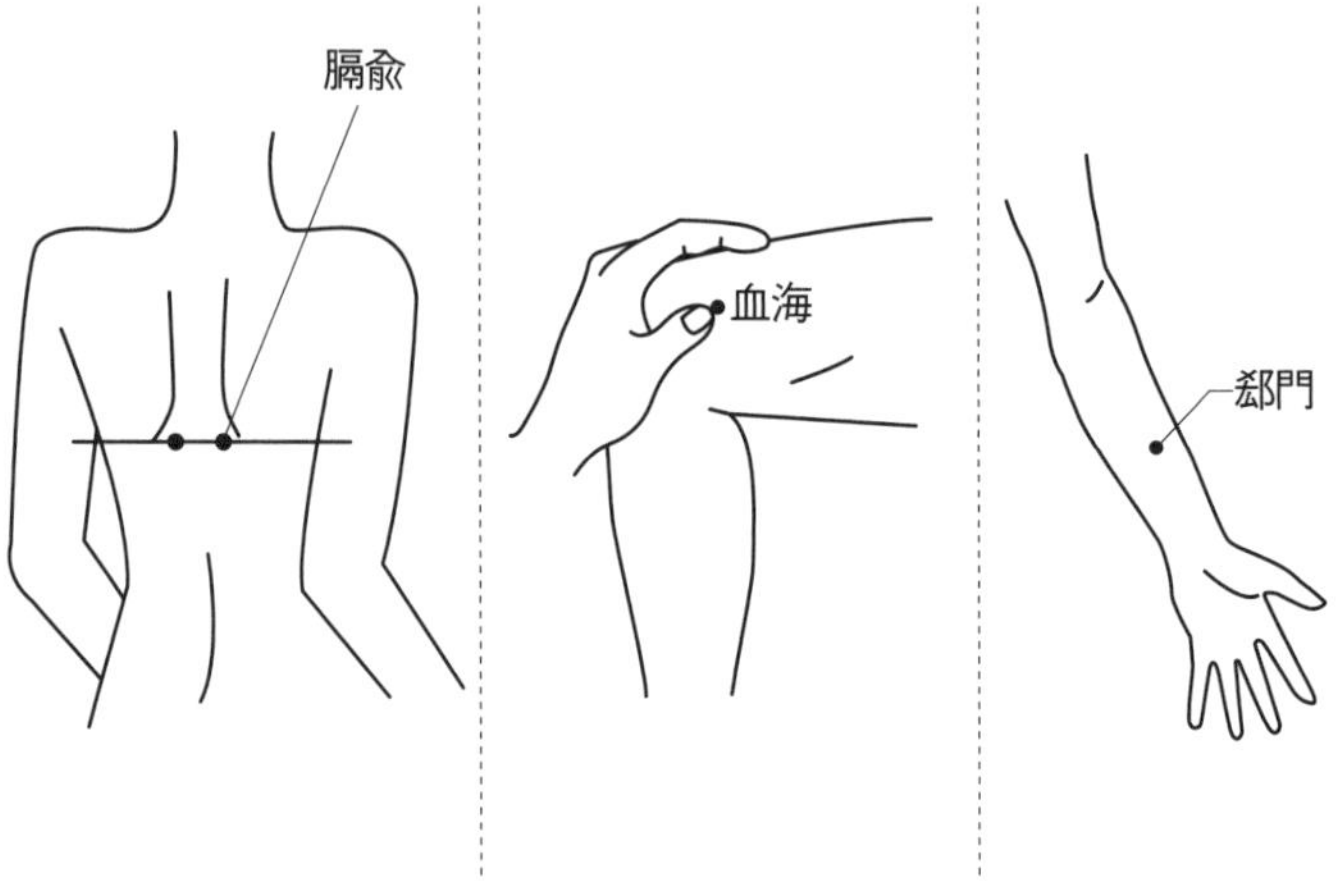

圧をかけながら、リンパ節のある方向へ押していくことが必要だからです。

とはいえ、深いリンパ管にはストレッチや深呼吸などのセルフケアによっても、マッサージと同じ効果をあげることができます。血液のように心臓という動力源のないリンパは、周辺の筋肉運動が重力に逆《さか》らう流れをつくり出す力になるのです。

東洋医学の鍼灸学《しんきゅうがく》でも、瘀血の処理用のツボがいくつか定められていて、ここを目標にマッサージすることもおすすめできます。とくに「膈兪《かくゆ》」「血海《けつかい》」「郄門《げきもん》」と呼ばれるツボなどが有名です（図27）。

「膈兪」は肩甲骨《けんこうこつ》の下と同じ高さで背骨から左右指2本分離れたところにあるツボです。「血海」は膝のお皿の上、内側の角から指3本分上がったところにあり、「郄門」は腕の内側にあって、手首の真ん中からひじの真ん中に向かって伸ばした線上のほぼ中央にあります。

これらのツボは交感神経を抑えて副交感神経を活動させる効果や生理関連など婦人科系の症状に対する効果など、漢方の駆《く》瘀《お》血《けつ》剤《ざい》と共通するような作用があるといわれています。

笑顔にはフェイスマッサージと同じ効果がある

美容にはフェイスマッサージや顔の筋肉を動かすことが、とても効果的です。これらはとくに首から上の瘀血をとるような作用があると考えられます。

私はフェイスマッサージの効果を目の当たりにしたことがあります。美容ローラーとか「コロコロ」とか呼ばれる、先が2つに分かれてボールがついた形状の美容器具があります。おそらくたいていの女性はご存じでしょう。

あるとき、身近なある女性の顔がちょっとむくんで疲れ気味に見えました。そこで私がドラッグストアで見つけてきたコロコロをプレゼントしたのです。1カ月ほどのちに会うと、彼女の顔からむくみがとれて張りとツヤが戻ってきました。心なしかくすみもなくなったようです。「意外と効くもんやなあ」と実感しました。

美容ローラーには表皮を元気にする効果があるようです。皮膚は他の臓器に比べて毛細血管の密集度が小さく、皮膚の下は間質の組織液の流れが大きな影響力を持っています。そのため、この流れが滞ったり、老廃物などの「泥《どろ》」が溜まったりすると、比較的ダイレクトに顔にむくみやシミ、くすみがあらわれるのです。

逆に外から表皮をちょっと押せば、毛細血管の穴が開き、「血」と「水」の流れがよくなり、皮膚状態が改善します。

一方、顔の内部の「血」と「水」の流れをよくするためには、筋肉を動かすことです。たとえば、「顔ヨガ」という美容法がとても有効だと思います。

顔ヨガの中には、顔の筋肉を緊張させて思いきり鼻から息を吸ったら、次に口から息を吐きながら一気に緊張を解放するというポーズがあります。また目をぐっと見開いてムンクの「叫び」という絵の表情をつくったり、舌を出してあっかんべえの表情をつくるなど、顔の筋肉を動かすことが顔の血流と「水」の流れをさかんにするのです。

私は何人かの「顔ヨガ美人」にお会いしたことがあります。

スポーツジムに通いはじめたという人に数ヵ月経過して会ったら、顔の表情がずいぶん変わって、すっきりとして驚いたことがあります。ジムでは筋トレなどで、ぐっと力を入れるときに顔をしかめたり、歯を食いしばったりします。すなわち顔ヨガと同じ効果が得られているのでしょう。

同様に、いつも笑顔をつくるということも、「血」と「水」の流れをよくし、美容効果を生むこと請け合いです。肌の美しい人はいつもニコニコしています。

ところが、女性の中には、「あんまり笑うと笑いジワが増えるのでいや」といって、笑いを慎《つつし》んだりする方がいらっしゃるようです。私は、これは大間違いだと思います。よく笑う人は顔の皮膚の下の「水」の流れがいいので、線維芽《せんいが》細胞やエラスチンなどが皮膚の細胞を支える栄養をつくり出し、弾力を保ちやすく、シワはできにくいのです。若いほどその活動はさかんですが、年をとっても積極的によく笑うほどツヤツヤ肌をより長く保つことになるはずです。

湯船に浸かることで得られる入浴効果

温《あたた》かいお湯に毎日のように浸かる習慣のある国は、世界中で日本だけといわれます。入浴習慣は日本人の長寿を支える大きな要因のひとつといえるでしょう。ただし、入浴で得られる「血」や「水」の流れや肌への効果、正しい入り方については、意外とまだ知られていないようです。

入浴で期待できる効果の多くは、シャワーを浴びるだけの「シャワー浴」ではなく、湯船にしっかりと浸かる「浴槽浴」によって得られるものです。その効果は主に「温熱効果」「水圧効果」「浮力効果」の3つです。

温かいお湯に浸かると温熱効果により、まずは身体の表面が温められます。次に皮膚の下まで熱が伝わり、毛細血管が広がり、血液の循環がよくなります。その結果、体内の「血」と「水」のネットワークが強化され、新陳代謝《しんちんたいしゃ》の活発化、免疫力、体力の向上が期待できるのです。

身体が温まることで筋肉や関節の緊張がやわらぎ、肩こりや腰痛、筋肉痛が緩和《かんわ》されるという効果もあります。ただ入浴するお湯の温度によって、身体への影響が異なります。42～44℃の高温浴では、血管や皮膚などを調整する交感神経を刺激して、新陳代謝を高め皮膚のターンオーバーを促進します。しかし、これくらいの熱い温度の入浴は、血圧と心拍数が急上昇することで心臓に負担をかけ、赤血球や血小板がくっつきやすくなり、固まって血栓になって、心筋梗塞や脳梗塞の大きな原因となることがあります。

血糖値やコレステロール値の高い人、肥満気味の人などは、動脈硬化によって血管が弱っている可能性があるので高温浴は避けるべきです。これらの方は、湯温39～40℃のぬるめで、入浴時間も10分程度と短くすることが推奨されています。

また、高温浴では心身ともに興奮状態になって入眠の妨げになることが多いので、就寝直前は避けるべきでしょう。

湯船に浸かることで得られるもうひとつの効果は水圧効果です。**全身に水圧**がかかり、**横隔膜《おうかくまく》が上に押し上げられ、自然に腹式呼吸**になりやすくなり、**副交感神経を優位にする**効果が強くなります。

一方、静脈やリンパ管が圧迫されることで心臓に向かう血液やリンパ液の流れが促されます。そして、お湯から上がると**水圧から解放される**ので、**手足の先まで一気に血液が流れ、全身の「血」と「水」の流れがよくなる**というわけです。

さらにお湯に浸かると浮力が働くため、普段体重を支えている筋肉や関節が負担から解放されます。緊張から解き放され「血」と「水」の滞りがとれやすくなるのです。

このことにより**副交感神経の働きがよくなり、リラクゼーション効果が得られます。**普段は「血」も「水」も重力の影響を受けて、下半身が鬱血《うっけつ》したり、むくみがあらわれがちですが、お湯に浸かっている間、浮力を受けて重力の影響がやわらげられることになるでしょう。**鬱血やむくみは改善され、「血」と「水」の流れもよくなってくるわけです。**

このように「血」と「水」の流れ改善にさまざまなよい効果をもたらす入浴ですが、落とし穴も考えなければなりません。

たとえば、気温が低くなる冬場になるとお年寄りの入浴中急死事故が起こりやすくなります。これは脱衣場や浴室はとくに室温が低いのに急に浴槽の熱いお湯に浸かると、急激な温度差によって大きく血圧が変動する「ヒートショック」という現象が起こるためです。

予防するには、冬は浴室の温度を20℃くらいに上げておくこと、熱すぎるお湯に浸かるのを避けること、長湯を避けること、入浴中は声掛けをして異常に早く気づくことが挙げられています。まず、正しい入浴の仕方を踏まえておくことが必要です。

深い呼吸のすすめ

人は朝目覚めたときや仕事の合間に両手を上に挙げて「ウウーッ」と背中を伸ばして大きく息を吸いこみます。また、スポーツの試合前などに緊張して呼吸がハアハアと浅くなっている人を見ると、気を鎮《しず》めるために「深呼吸して落ち着こう」といったりします。

深い呼吸をすることが、血流や「水」の流れの改善をもたらすことが本能的に認識されていたのでしょう。深呼吸することによって、胸腔内の圧力がマイナスになるために、足のほうから血液が心臓のほうに吸い上げられた結果、心臓が全身に十分血液を送り出すことができるのです。

一方、体内の「水」の流れをつくり出すために、心臓のような専用ポンプはありませんが、この深い呼吸が重要な意味を持っています。深い呼吸は、たんに酸素を取り入れる以上に大切な役割を果たしているわけです。

自律神経は私たちの意思《いし》とは無関係に動いているのですが、それをコントロール可能にするのが呼吸法だといわれます。呼吸の速さや回数を意識的に操作することで、自律神経の交感神経と副交感神経のバランスをとることが可能になります。

呼吸法には胸式と腹式があります。私たちは普段、肋骨《ろっこつ》の筋肉を収縮させて、胸を広げながら肺に空気を取りこむ胸式呼吸をしていますが、これは呼吸が浅く短くなりがちです。この短い呼吸は交感神経を刺激し、これに疲労や心の動揺、怒りなどが加わるとますます呼吸は浅くなるので、より交感神経が働くことになります。この状態が長く続くと、血液循環、さらに「水」の循環が低下してしまうことになります。

一方、**腹式呼吸では４秒かけて鼻から息を吸いながらお腹を膨《ふく》らませ、８秒かけてゆっくりと吐いてお腹をへこませます。**腹圧をかける呼吸法なので、胸式より呼吸のリズムが自然とゆっくりになります。

この呼吸では肺の下にある横隔膜が上下運動しますが、横隔膜には自律神経が密集しているため、ゆっくり息を吐くことで交感神経と副交感神経の切り替えがうまくできてリ

図28▶**丹田呼吸法は「血」と「水」の流れをよくする**

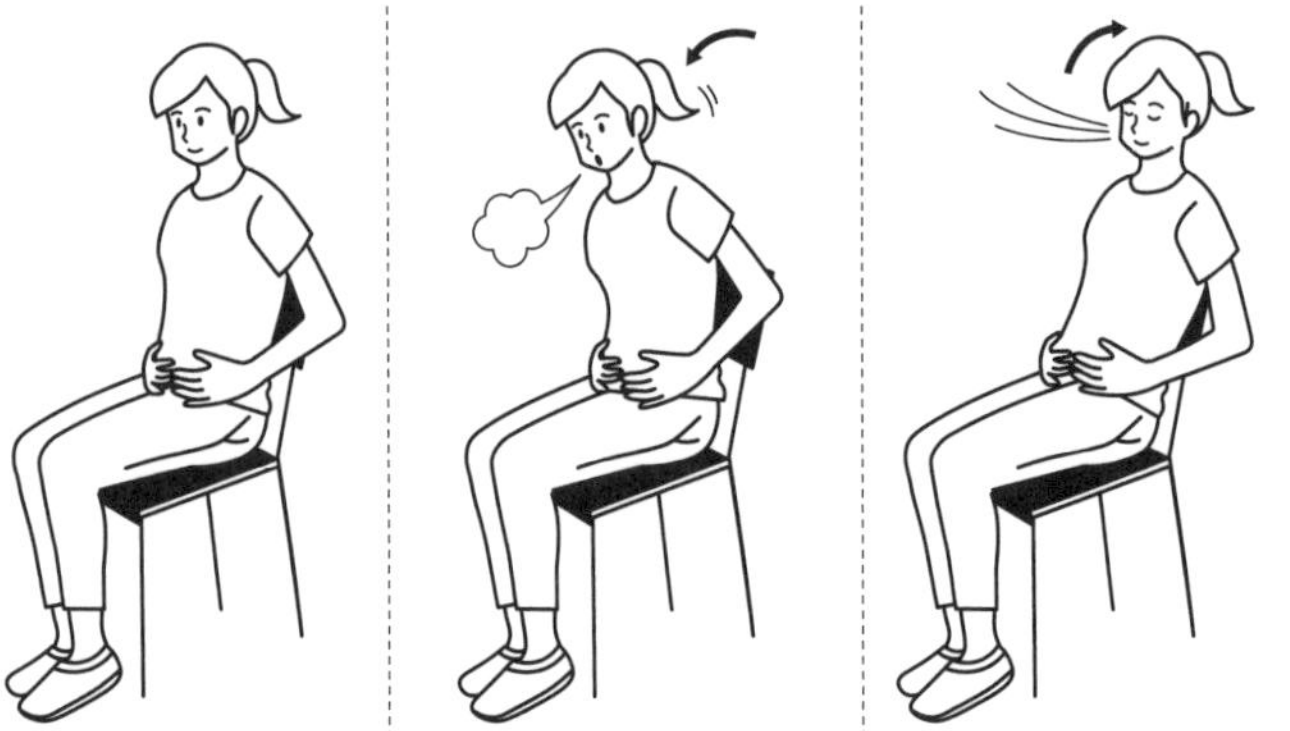

①ヘソ下9センチの丹田に両手を添える

②下腹をへこませながら口から息を吐く

③鼻からゆっくり息を吸いこむ

ラックスしていきます。

睡眠中は普通、お腹を自然に上下させるような腹式呼吸のため、副交感神経優位のゆったりとしたリズムの呼吸になっているのです。普段は交感神経優位になっている自律神経のバランスがとれるわけです。

複式呼吸をさらに深めた丹田《たんでん》呼吸法という呼吸法があります。丹田は「ヘソ下三寸（9センチ）」のところにあるツボです。丹田呼吸法は息を吐くとき、前傾姿勢をとり、このツボに圧力をかけながらゆっくりと息を吐いていくのです（図28）。

また、インドのヨガや中国の太極拳、気功、さらに瞑想法《めいそうほう》などの伝統的な健康法は、どれも丹田呼吸法と同じく深い呼吸をするというテクニックを取り入れています。

リンパ液の流れは皮膚のすぐ下を走る「浅いリンパ管」と、筋膜《きんまく》という組織の下の「インナーマッスル」と呼ばれる深い筋肉や内臓の周辺の「深いリンパ管」の流れがあります。浅い流れは外部からの軽いマッサージで改善できますが、深いリンパ液の流れをよくするには、マッサージよりも呼吸法のほうが有効です。

リンパ液はリンパ球などの免疫細胞や細胞の栄養を運ぶ役割をしているので、腹式呼吸は免疫力アップや健康的な肌づくりにも結びつくといえます。

「水」は普段、血液よりもさらに地球の重力の影響を受けて心臓より下のお腹や下半身に集まりがちです。ですから、**「水」の流れをよくする深呼吸は、横になった状態でおこなうと効果的**だと考えられます。

寝る前に横になったとき、お腹に両手を置き、まずお腹をへこませていくような感じでゆっくりと深く息を吐き、吐ききったら今度はお腹を膨らませていくつもりで吸いこむようにします。

これを5～10回繰り返すことでリンパ液の流れを改善する効果が得られるでしょう。精神的なリラックスも得られるので、快眠にもつながります。

睡眠をないがしろにしない！

平成27年（2015年）の国民健康・栄養調査によると、日本人成人の20％が慢性的な不眠状態にあり、また日本人成人の15％が日中に過剰な眠気を感じているといわれます。

アメリカでも国民の多くが不眠に悩んでおり、「不眠先進国」といわれるそうです。そのアメリカでは、不眠とそれより深刻な病気との関連性が次々と明らかにされるようになっています。

睡眠障害を放っておくと、免疫機能の低下、過食・肥満、記憶力低下を起こしたり、糖尿病やうつ、高血圧、心臓病のリスクを高めるおそれがあることなどがわかってきました。

睡眠不足と心臓病の危険因子である高血圧との関係について、アメリカの大学の研究者が報告しました。

「一晩の睡眠時間が5時間以下のグループで高血圧になる人の数は、睡眠時間7〜8時間のグループの2倍にのぼる」としているのです。睡眠不足によって高血圧が悪化するのは、不眠により交感神経が活発に働くためとされます。

また、**慢性的な睡眠不足のせいで、心臓病のリスクが増すおそれがあることもわかって**

きました。急性心筋梗塞で入院した人を調べた結果、睡眠不足が発症の引き金であることを示した調査結果もあります。

血管の細胞は、血液がしっかり流れることで若さと元気を保つことができます。そのためには血管が大きく開いて流れがよくならなければなりません。こうした血管の閉じ開きは、身体機能を健全に保つために働く自律神経によって支配されています。

自律神経は昼間に優位になる交感神経と、夜間や睡眠中に優位になる副交感神経という相反する働きの2つの神経から成り立っています。夜間モードの副交感神経が優位になるとき、血管が大きく開いて血流がよくなります。ですから、副交感神経が優位になって、毛細血管を開く時間を確保することが血流をよくするポイントになるのです。

もちろん私たちは1日中夜モードの副交感神経だけで過ごすことはできません。昼間はきちんと交感神経を働かせてしっかり仕事をすることが必要です。

よくいわれるように、睡眠にはぐっすり眠っているノンレム睡眠と眠っているように見えても脳が起きているレム睡眠があります。一般にノンレム睡眠が得られるのは深夜1～3時で、血がつくられるのは主にこの時間帯といわれます。

ところが、血が足りない人は、本来昼間に働く交感神経が優位になりがちなので、なかなか寝つけず眠りが浅くなる傾向にあります。そして、この時間帯に深く眠れていないと、それがさらに血流不足を招くという悪循環に陥りがちです。その結果、全身の細胞に送り届ける酸素と栄養が不足するダメージが生じてきます。

よく眠るためには、夜にしっかりと副交感神経が働くことが大切です。

副交感神経優位の状態はリラックスをもたらしますし、リラックスした状態によって副交感神経優位の状態が得られるという相乗関係にあります。そこで誰でもできる簡単なリラクゼーション法として、まず紹介してきたような腹式呼吸を試してみてください。

睡眠時は誰でも横になるので、起きている間は重力に影響されて下半身やお腹に集まりがちになってしまう「水」が、その重力から解放されて全身に流れやすくなります。免疫細胞や肌への栄養素などを運ぶ「水」の流れがよくなることは、免疫力アップや健康的な肌づくりに欠かせません。

夜遅くまで起きていると、食欲を刺激するホルモンが大量に出る一方、食欲を抑えるホルモンが減少して太りやすくなります。

夜の寝つきをよくするためには、まず朝早く起きる習慣を身につけることです。起きたらいったん外に出て朝日を意識的に浴びると、体内時計がリセットされ、夜になると睡眠ホルモン（メラトニン）が分泌されて睡眠に入りやすくなります。

瘀血をとるためにも睡眠を見直しましょう。

著者略歴

医学博士。大阪市立大学名誉教授。いしい皮膚科クリニック院長。

一九七七年、大阪市立大学医学部大学院課程修了。一九七七年、大阪市立大学医学部附属病院皮膚科勤務。一九七八年、故山本巌氏に師事し漢方治療に取り組みはじめる。一九八〇年、ユストゥス・リービッヒ大学（ドイツ）へ留学。電子顕微鏡を用いた悪性黒色腫に対する免疫反応について研究。一九八二年、大阪市立大学医学部附属病院皮膚科講師。一九八九年、大阪市立大学医学部附属病院皮膚科助教授。一九九五年、大阪市立大学医学部附属病院皮膚科教授。二〇〇六年、大阪市立大学医学部附属病院副院長（兼務）。二〇〇八年、大阪市立大学大学院医学研究科副研究科長（兼務）。二〇一三年、いしい皮膚科クリニック開院。専門は皮膚科アレルギー疾患、皮膚病の漢方治療、皮膚の健康と食。

瘀血《おけつ》をとって若返《わかがえ》る！
――体内《たいない》の「水《みず》」の流《なが》れがいのちと健康《けんこう》を支《ささ》える

二〇二一年八月一二日　第一刷発行
二〇二一年九月二一日　第三刷発行

著者　石井正光《いしいまさみつ》
発行者　古屋信吾
発行所　株式会社さくら舎　http://www.sakurasha.com
東京都千代田区富士見一‐二‐一一　〒一〇二‐〇〇七一
電話　営業　〇三‐五二一一‐六五三三　FAX　〇三‐五二一一‐六四八一
編集　〇三‐五二一一‐六四八〇　振替　〇〇一九〇‐八‐四〇二〇六〇

装丁　アルビレオ
写真　アフロ
本文組版　株式会社システムタンク（白石知美／安田浩也）
印刷・製本　中央精版印刷株式会社

ISBN978-4-86581-307-4